Arbeitsblätter

# Sterben, Tod, Trauer

30 Arbeitsblätter
mit didaktisch-methodischen Kommentaren

**Sekundarstufe I**

von
Stephanie Reuter



Ernst Klett Verlag
Stuttgart Düsseldorf Leipzig

Der Verlag hat sich nach bestem Wissen und Gewissen bemüht, alle Inhaber von Urheberrechten an Beiträgen zu diesem Werk ausfindig zu machen. Sollte das in irgendeinem Fall nicht korrekt geschehen sein, bitten wir um Entschuldigung und bieten an, gegebenenfalls in einer nachfolgenden Auflage einen korrigierten Quellennachweis zu bringen.

Die Deutsche Bibliothek – CIP-Einheitsaufnahme

Ein Titeldatensatz für diese Publikation ist bei der Deutschen Bibliothek erhältlich.

1 8 7 6 5 4 | 2012 2011 2010 2009 2008

1. Auflage

Dieses Werk folgt der reformierten Rechtschreibung und Zeichensetzung. Ausnahmen bilden Texte, bei denen künstlerische, philologische oder lizenzrechtliche Gründe einer Änderung entgegenstehen.

Internetadresse: http://www.klett.de
E-Mail: klett-kundenservice@klett.de
Umschlaggestaltung: BBS Werbeagentur Sachse und Partner, Bietigheim
Druck: Wilhelm Röck, Weinsberg. Printed in Germany.
ISBN 3-12-926813-8

9 783129 268131

# Inhalt

## I. Tod und Sterben in der modernen Gesellschaft



## II. Versuch einer Deutung des Todes und des Lebens

## III. Sterben und der Umgang mit Sterbenden



## IV. Einstellungen und Gedanken zum eigenen Tod

## V. Trauer und der Umgang mit Trauernden



## VI. Tod – und dann?

# M 1

## Tabuisierung und Verdrängung des Todes in der modernen Gesellschaft

Während die Menschen früherer Zeiten in der bewussten Erwartung des Todes lebten und so genannte ‚artes moriendi' – Abhandlungen über die rechte Art und Weise eines heilsamen Sterbens – die Menschen auf ihren bevorstehenden Tod vorbereiteten, wird der Tod in der modernen Gesellschaft verdrängt und der Themenbereich „Tod und Sterben" mit einem Tabu belegt.
Die These von der Tabuisierung und Verdrängung des Todes in der modernen Gesellschaft bringt zum Ausdruck, dass dem Tod und der Endlichkeit des Lebens keine Bedeutung für die individuelle Lebensplanung und Weltdeutung beigemessen wird oder anders formuliert: Tod und Sterben sind aus der Öffentlichkeit verschwunden, der Tod wird nicht wahrgenommen, geleugnet. Die Menschen leben so, als gebe es ihn nicht.
Bei der Verdrängung des Todes handelt es sich um ein relativ junges Phänomen; erst mit den geistesgeschichtlichen Veränderungen des ausgehenden 18. Jahrhunderts – das Vertrauen in ein von Gott gelenktes Weltgeschehen, dem auch der menschliche Lebenszyklus unterlag, wurde abgelöst durch ein naturwissenschaftlich geprägtes Weltverständnis (Aufklärung) – vollzog sich der Wandel der Einstellungen der Menschen zu Tod und Sterben.
Der Tod, bis dahin als von Gott gewollt verstanden und somit Anlass der Ergebung, wird nunmehr auf natürliche Wirkkräfte zurückgeführt und scheint damit beherrschbar; wissenschaftliche Anstrengungen zielen auf Lebensverlängerung und Hinauszögerung des Todes. Nach Auffassung zahlreicher Autoren gipfelt die moderne Fortschrittsideologie im Anspruch auf eine technische Bemächtigung der Natur und die Überwindung des Todes.
Vor diesem Hintergrund scheinen die Menschen heute nicht mehr geneigt, über den Tod nachzudenken. Das Thema passt nicht mehr in eine Gesellschaft, die durch einen gewaltigen Sprung nach vorn in Wissenschaft und Technologie geblendet ist. Der Tod ist unmodern und somit nicht gesellschaftsfähig; als Sinnbild der Unverfügbarkeit widerspricht er den gesellschaftlichen Idealen von Stärke, Tüchtigkeit, Erfolg und Fortschritt.
Der Versuch der technisch-zivilisatorischen Beherrschung der Natur gerät angesichts des Todes jedoch an seine Grenze; die Konstanz des Todes offenbart menschliche Ohnmacht, um deren Verschleierung willen der Tod auf der gesellschaftlichen Ebene ignoriert und verdrängt werden muss.

Die Autorin

# M 2

*Ernst Bloch:*

## Vom Sterben nicht reden

Wie drängt man die letzte Angst von sich ab? Heute fällt das vielen nicht mehr so schwer wie in unaufgeklärten Tagen. Die Uhr schlägt, wieder ist es eine Stunde näher zum Grab. Doch der Blick auf dieses ist zerstreut, oder er wird künstlich kurzsichtig gemacht. Wie es vorläufig steht, ist die Furcht vorm Alter quälender geworden als das Denken an den Tod. Er soll nicht erinnert werden, billige Bilder verdrängen ihn.
Die Menschen waren niemals neugierig, ihre immer weniger werdenden Jahre zu zählen, doch was bürgerlich nur in den Tag hinein lebt, wird unter anderem dazu ermuntert, überhaupt nicht ans Ende zu sehen. So staut sich alles auf einen rotbäckigen Anfang zurück, und ist er nicht mehr da, so wird falsche Jugend angeschminkt. Das Sterben wird weggeschoben, nicht als ob man so gern lebte, aber auch nicht, als ob man irgendwo gern in ein Kommendes sähe oder sehen ließe, auch nicht an diesem persönlichen Punkt. Man lebt derart in den Tag wie in die Nacht hinein, des dicken Ende soll nirgends gedacht werden. Gewünscht wird hier lediglich, nichts davon zu hören und zu sehen, selbst wenn das Ende da ist. Wodurch die Furcht wenigstens schrumpft, flach wird, wie so vieles Übrige auch.

aus: Ernst Bloch, Gesamtausgabe Band 5.


# M 3

*Blaise Pascal:*

## Gedanken über den Tod

Da die Menschen unfähig waren, Tod, Elend, Unwissenheit zu überwinden, sind sie, um glücklich zu sein, übereingekommen, nicht daran zu denken.

Das einzige, was uns in unserm Elend tröstet, ist die Zerstreuung, und dabei ist sie die Spitze unseres Elends; denn sie ist es, die uns grundsätzlich hindert, über uns selbst nachzudenken, die uns unmerklich verkommen läßt. Sonst würden wir uns langweilen, und diese Langeweile würde uns antreiben, ein besseres Mittel zu suchen, um sie zu überwinden. Die Zerstreuungen aber vergnügen uns und geleiten uns unmerklich bis zum Tode.

aus: W. Koch (Hrsg.), Vom Tod – ein Lesebuch für Jedermann. Insel Verlag, Frankfurt 1987, S. 254f

## M 4

### Zukunftspläne

Ein Ehepaar sitzt zuhause beim Abendessen und unterhält sich über die Zukunft. Da äußert der Ehemann: „Wenn einer von uns beiden stirbt, übersiedle ich nach Paris".

Sigmund Freud

## M 5

*Dolf Sternberger:*

### Todesfälle

So sehr ich versuche, mich mit meinem eigenen Tod vertraut zu machen, so ertappe ich mich doch dabei, daß ich die Todesfälle ringsum, sie mögen mir noch so nahegehen, wie fremde Zufälle registriere, historische Vorkommnisse, die ihre Spuren hinterlassen, aber vorübergehen.
Selbstverständlich weiß ich, daß ich selber sterben muß. Selbstverständlich weiß ich auch, daß das Ende mir immer näherrückt, ich richte mich darauf ein, treffe praktische Vorbereitungen. Selbstverständlich weiß ich gewiß und bestimmt, daß ich sterben werde, daß ich nicht mehr sein werde. Aber es ist sonderbar: Wenn ich genau darauf achte – im geheimsten glaube ich nicht daran. Wahrscheinlich ist es uns gar nicht möglich, im Ernst daran zu glauben, daß wir sterben müssen.

aus: Dolf Sternberger, Über den Tod.


## M 6

*Franz Werfel:*

### Lied vom Gezeichneten

Wenn dich der Tod berührt hat,
Bist du nicht mehr beliebt,
Eh er dich abgeführt hat,
Wirst du schon ausgesiebt.

Du warst ein muntrer Kunde,
Du spieltest schön Klavier.
Nun rückt die Freundesrunde
Geheimnisvoll von dir.

Einst hat man dich gepriesen
Wie standest du im Saft,
Jetzt wirst du streng verwiesen
In deine Einzelhaft.

Die Wangen wurden kleiner,
Die Augen wurden groß.
Vielleicht fragt Irgendeiner:
Was ist mit dem nur los?

Bevor du wirst dich strecken,
Zur letzten Nacht bereit,
Musst du den Zwieback schmecken
Der Ausgestoßenheit.

Und eh du darfst entsinken
Dem leergewordnen Kreis,
Bekamst du längst zu trinken
Des Weltraums Äther-Eis.

aus: Franz Werfel, Gesammelte Werke. Das Lyrische Werk.

# M 1

## Todesbescheinigung

**Todesbescheinigung**
– Nicht-vertraulicher Teil –

[x] Zutreffendes bitte ankreuzen!

**Personalangaben**

Familienname, ggf. Geburtsname, Vorname

Straße, Hausnummer

PLZ, Wohnort, Kreis

Wird vom Standesamt ausgefüllt: Standesamt | Sterbefall beurkundet. Sterbebuch Nr. | Eintragung vorgemerkt. Vormerkliste Nr.

Geburtsdatum: Tag Monat Jahr | Geburtsort

Sterbezeitpunkt: Tag Monat Jahr Std. Min. | Zeitpunkt der Leichenauffindung (*Nur eintragen, wenn sich der Sterbezeitpunkt nicht angeben lässt*): Tag Monat Jahr Std. Min. | Geschlecht: männlich / weiblich

**Achtung! Vor weiterem Ausfüllen bitte diese Seite abtrennen!**

**Identifikation**

aufgrund eigener Kenntnis | nach Einsicht in den Personalausweis/Reisepass | nach Angaben von Angehörigen/Dritten | nicht möglich

**Sterbeort**

Straße, Hausnummer (Name des Krankenhauses o. ä.)

PLZ, Ort, Kreis

**Ort der Leichenauffindung**
*Nur eintragen, wenn sich der Sterbeort nicht angeben lässt*

Straße, Hausnummer

PLZ, Ort, Kreis

**Eintragung zum Sterbezeitpunkt**

nach eigenen Feststellungen | nach Angaben von Angehörigen/Dritten

**Warnhinweise**

Herzschrittmacher

Infektionsgefahr (z. B. meldepflichtige Erkrankung gem. § 3 BSeuchG)

Sonstiges (z. B. Tatbestand gem. § 16e ChemG)

**Anhaltspunkte für einen nicht natürlichen Tod**

ja, und zwar | Todesart ungeklärt

**Zusatzangaben bei Totgeborenen**
*Totgeborene oder in der Geburt gestorbene Leibesfrüchte von mindestens 500g*

als tote Leibesfrucht geboren | in der Geburt verstorben | Gewicht der Leibesfrucht: g

**Ärztliche Bescheinigung**
Aufgrund der von mir sorgfältig und an der unbekleideten Leiche durchgeführten Untersuchung bescheinige ich hiermit den Tod und die oben genannten Angaben.

Ort, Datum und Zeitpunkt der Leichenschau | Unterschrift und Stempel der Ärztin/des Arztes

In der Fassung des Verlags für Standesamtwesen GmbH

**Informationen für die Ärztin/den Arzt**

Die Ausstellung der Todesbescheinigung ist keine bloße Formalität. Für die Feststellung des Todes besteht eine besondere Sorgfaltspflicht. Mit der Ausstellung der Todesbescheinigung werden die Weichen gestellt, ob die Leiche zur Bestattung freigegeben wird oder ob weitere Ermittlungen im Hinblick auf einen nicht natürlichen Tod erforderlich sind. Zugleich hängt von der sorgfältigen Todesbescheinigung die Qualität der Todesursachen-Statistik ab.

Um Fehler zu vermeiden, hat die Ärztin/der Arzt die unbekleidete Leiche von allen Seiten und bei ausreichender Beleuchtung in Augenschein zu nehmen. Eine Teilbesichtigung der Leiche ist auf keinen Fall zulässig. Eine Leichenschau im Freien sollte nicht erfolgen.

Die Qualifizierung der Todesart prüft, ob Anhaltspunkte für einen nicht natürlichen Tod vorliegen. Bei Verneinung dieser Frage wird ein natürlicher Tod angenommen, es sei denn, die Ärztin/der Arzt hält die Todesart für ungeklärt und dokumentiert dies entsprechend. Bei Anhaltspunkten für einen nicht natürlichen Tod sind diese aufzuführen.

## M 2

*Peter Paul Kaspar:*

## Der Tod steht auf der Tagesordnung

Der Tod steht auf der Tagesordnung
immer wieder, jeden Tag.
Er gehört zur Routine,
wird geschäftig erledigt,
ist keine Schlagzeilen mehr wert.
Flugzeugabstürze mit siebzig
und Katastrophen mit Hunderten,
ja, Kriege mit Tausenden
und Völkermorde mit Millionen
von Toten –
sind nichts, was uns den Appetit
für länger als zwanzig Sekunden nehmen könnte.

Wir haben gelernt,
mit dem Tod zu leben,
mit dem sinnlosen Morden
in weit entfernten Kriegen,
mit dem Fließbandsterben
in unseren Spitälern,
mit den zerfetzten Leichen auf unseren Straßen,
mit dem einsamen Verlöschen
in verlassenen Stuben.

Einzig das Makabre am Tod
lockt uns aus der Reserve:
der Lustmord gestern in der Zeitung,
der Unfall mit dem aufgespießten Fahrer
und die vergiftete Hochzeitsgesellschaft.
Vielleicht noch die grausamen Einzelheiten
aus dem Prozess gegen einen Sadisten
oder der malerische Heldentod im Film,
allenfalls noch der rührende Tod
einer gut geschminkten jungen Frau
im sauberen Spitalbett einer Love Story –
Tod erster Klasse sozusagen.

Nur wenn dann einer vor uns liegt,
auf der Straße oder sonstwo –
unerwartet, ungeschminkt, unsensationell –
dann kommt uns die Gänsehaut, bedenkend,
dass jeder andere genauso gut daliegen könnte –
auch du und ich.

aus: Peter Neysters/Karlheinz Schmitt, Denn sie werden getröstet werden. Das Handbuch zu Leid und Trauer, Sterben und Tod. Kösel Verlag, München [2]1994, S. 321

## M 3 Sterbefälle in der BRD im Jahr 1992

| Todesursache | Gestorbene weibliche Personen – davon im Alter von … bis unter … Jahren | | | | | | | | Gestorbene männliche Personen – davon im Alter von … bis unter … Jahren | | | | | | | |
|---|---|---|---|---|---|---|---|---|---|---|---|---|---|---|---|---|
| | unter 1 Jahr | 1–5 | 5–15 | 15–25 | 25–45 | 45–65 | 65–75 | 75 und mehr | unter 1 Jahr | 1–5 | 5–15 | 15–25 | 25–45 | 45–65 | 65–75 | 75 und mehr |
| Infektiöse und parasitäre Krankheiten | 24 | 19 | 16 | 43 | 241 | 356 | 559 | 1 836 | 34 | 27 | 23 | 64 | 1 171 | 1 217 | 624 | 1 000 |
| Bösartige Neubildungen | 7 | 54 | 110 | 204 | 3 591 | 22 960 | 26 042 | 52 790 | 14 | 90 | 146 | 311 | 3 323 | 35 149 | 28 900 | 38 858 |
| Psychiatrische Krankheiten, Krankheiten des Nervensystems und der Sinnesorgane | 36 | 53 | 64 | 156 | 694 | 1 640 | 1 832 | 6 680 | 41 | 51 | 78 | 516 | 2 498 | 4 016 | 1 821 | 3 863 |
| Krankheiten des Kreislaufsystems | 22 | 29 | 33 | 114 | 1 307 | 12 126 | 33 316 | 208 343 | 30 | 28 | 39 | 185 | 3 492 | 35 439 | 40 421 | 102 316 |
| Krankheiten der Atmungsorgane | 32 | 26 | 24 | 55 | 254 | 1 560 | 3 328 | 16 879 | 57 | 35 | 32 | 62 | 457 | 4 182 | 6 441 | 16 936 |
| Krankheiten der Verdauungsorgane | 9 | 6 | 8 | 29 | 1 026 | 3 766 | 3 458 | 11 621 | 7 | 13 | 11 | 42 | 2 416 | 9 252 | 4 264 | 5 937 |
| Krankheiten der Harn- und Geschlechtsorgane | 5 | 4 | 1 | 8 | 68 | 483 | 969 | 3 749 | 1 | 3 | 3 | 7 | 94 | 652 | 773 | 2 663 |
| Komplikationen der Schwangerschaft, bei Entbindung und im Wochenbett | – | – | – | 10 | 44 | – | – | – | x | x | x | x | x | x | x | x |
| Kongenitale Anomalien | 696 | 105 | 61 | 54 | 76 | 71 | 42 | 78 | 901 | 123 | 75 | 67 | 88 | 78 | 26 | 34 |
| Bestimmte Affektionen, die ihren Ursprung in der Perinatalzeit haben | 790 | 5 | 3 | – | – | 1 | – | – | 1 077 | 16 | – | 1 | 3 | – | – | – |
| Symptome und schlecht bezeichnete Affektionen | 430 | 32 | 13 | 62 | 454 | 1 174 | 1 276 | 7 626 | 582 | 38 | 24 | 198 | 1 189 | 3 127 | 1 395 | 3 200 |
| Verletzungen und Vergiftungen | 59 | 175 | 252 | 919 | 2 098 | 2 715 | 2 097 | 9 260 | 70 | 268 | 401 | 3 434 | 8 301 | 7 505 | 2 295 | 4 902 |
| insgesamt | 2 141 | 540 | 631 | 1 715 | 10 164 | 48 737 | 77 119 | 333 813 | 2 851 | 725 | 874 | 4 947 | 23 517 | 103 256 | 89 472 | 184 941 |
| darunter: | | | | | | | | | | | | | | | | |
| – Unfälle | 47 | 156 | 223 | 655 | 981 | 1 164 | 1 226 | 7 870 | 48 | 249 | 356 | 2 551 | 4 414 | 3 685 | 1 245 | 3 303 |
| – darunter: | | | | | | | | | | | | | | | | |
| Kraftfahrzeugunfälle innerhalb des Verkehrs | 8 | 55 | 143 | 571 | 658 | 506 | 330 | 528 | 9 | 64 | 183 | 2 156 | 2 743 | 1 407 | 399 | 507 |
| Unfälle durch Sturz | 3 | 12 | 11 | 14 | 85 | 303 | 590 | 6 571 | 1 | 24 | 16 | 63 | 469 | 972 | 515 | 2 329 |
| – Selbstmord und Selbstbeschädigung | – | – | 12 | 163 | 821 | 1 285 | 746 | 1 105 | – | – | 26 | 674 | 3 123 | 3 183 | 925 | 1 395 |
| – Sonstige Gewalteinwirkungen | 12 | 19 | 17 | 101 | 296 | 266 | 125 | 285 | 22 | 19 | 19 | 209 | 764 | 637 | 125 | 204 |

aus: Statistisches Jahrbuch 1994 für die Bundesrepublik Deutschland, Wiesbaden, Statistisches Bundesamt, 1994, S. 464 f.

# M 1

## Todesbilanz eines Tages

### Überholmanöver auf B 9 kostet drei Menschenleben

28-jähriger Fahrer aus Ettlingen ignoriert Überholverbot

RHEINZABERN (dot). Ein Frontalzusammenstoß auf der Bundesstraße 9 bei Rheinzabern (Landkreis Germersheim) in der Nacht zum Dienstag forderte drei Menschenleben. Ein Mann und zwei Frauen starben noch an der Unfallstelle. Die B 9 war für dreieinhalb Stunden voll gesperrt. Neben der Polizei und dem Deutschen Roten Kreuz waren vier Feuerwehren mit 27 Mann im Einsatz. Ein 28-jähriger Mann aus Ettlingen, der von Germersheim in Richtung Wörth mit seinem Ford Granada unterwegs war, überholte laut Polizei trotz Überholverbot eine Fahrzeugschlange. Etwa 300 Meter vor der Ausfahrt Rheinzabern prallte er frontal mit einem entgegenkommenden Pkw Nissan zusammen. An dessen Steuer saß eine 32-jährige Frau aus Rülzheim, die mit einer 46-jährigen Kollegin auf dem Heimweg von der Arbeit in Karlsruhe war. Der Ford schleuderte, blieb im rechten Straßengraben auf dem Dach liegen und fing Feuer. Verkehrsteilnehmer, die dem eingeklemmten Fahrer helfen wollten, konnten ihn nicht mehr vor dem Verbrennen retten. Der zweite Wagen blieb mit Totalschaden an der Leitplanke liegen. Die Leichen der Insassinnen mussten von der Feuerwehr mit der Rettungsschere aus den Trümmern geborgen werden.

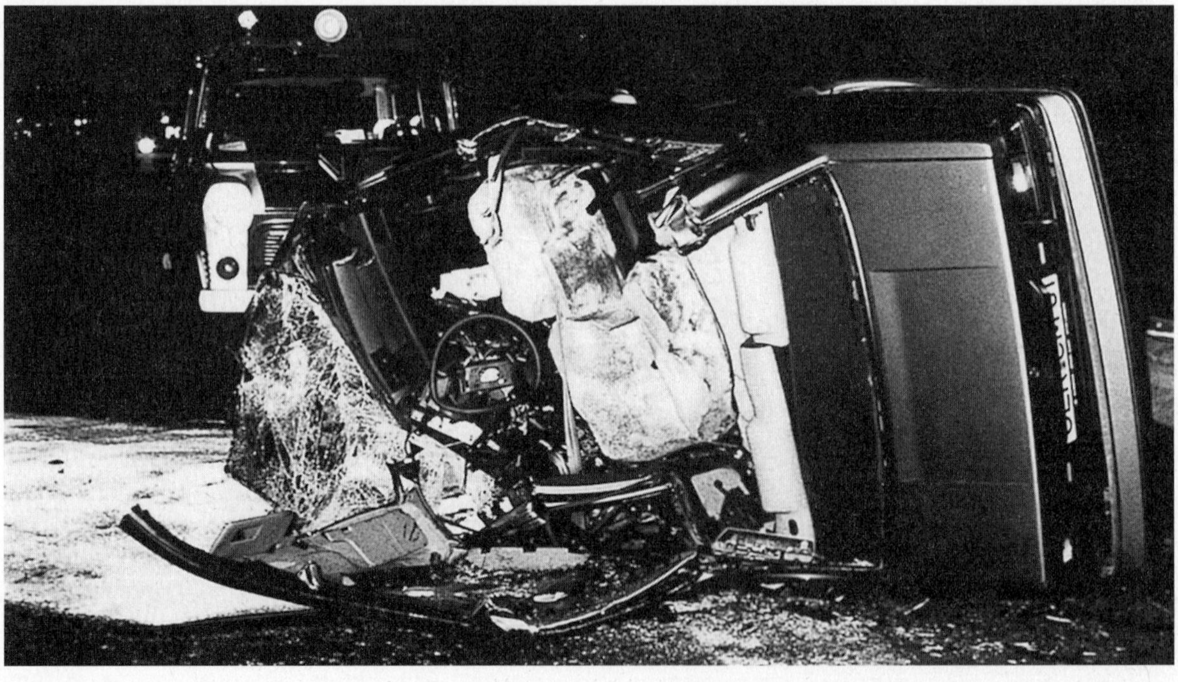

Foto: Ochsenreither

**Streit endet tödlich.** In einen tödlichen Streit gerieten zwei Asylbewerber in einem im Zentrum Münchens gelegenen Aufnahmeheim. Einer von ihnen versetzte seinem Gegner einen so heftigen Faustschlag, dass dieser zu Boden stürzte und kurz darauf seinen Verletzungen erlag. Der Täter wurde festgenommen. (dpa)

**Vier Jahre nach Unglück gestorben.** An den Folgen der Fußball-Katastrophe von Sheffield ist ein Zuschauer fast vier Jahre später gestorben. Der 21-jährige war seit der Tragödie vom 15. April 1989 hirntod. Damals brach in dem völlig überfüllten Hillsborough-Stadion eine Massenpanik aus, bei der 95 Menschen zu Tode getrampelt wurden. (afp)

Die Autorin, zusammengestellt aus der Tageszeitung: Die Rheinpfalz, 1993, Nr. 52

## Zuerst Lebensmittel – dann die Serben

Ostbosnisches Cerska besetzt – Massaker in Dörfern

SARAJEVO/FRANKFURT (dpa/rtr). Nach dem Abwurf vom US-Hilfsgütern haben serbische Truppen nach Angaben des kroatischen Rundfunks in der Nacht zum Dienstag nach schweren Kämpfen die von Moslems bewohnte Ortschaft Cerska in Ost-Bosnien eingenommen. Nach UN-Angaben schlachteten sie dort mindestens 500 Menschen ab. Die Soldaten zögen plündernd und brandschatzend durch die von ihnen eroberten Dörfer, hieß es.

Cerska war in der Nacht zum Montag das erste Ziel von US-Transportflugzeugen, die Paletten mit Lebensmitteln und Medizin für die hungernde Bevölkerung an Fallschirmen abwarfen. Dieser Abwurf war nach Angaben der US-Luftwaffe in Frankfurt vom Dienstag erfolgreicher als zunächst angenommen. Mindestens ein Drittel der 27 abgeworfenen Paletten sei bei den Adressaten angekommen. Dagegen herrschte am Dienstag noch Unklarheit über den Erfolg des zweiten US-Hilfsfluges in der Nacht zuvor.

Vor der Einnahme Cerskas brannten die Serben laut kroatischem Rundfunk in der Umgebung fünf moslemische Dörfer nieder. 300 Menschen hätten sich vor den Serben nicht mehr retten können, hieß es in den Berichten. Unklar blieb, ob sie gefangen genommen oder getötet wurden. Rund 1500 Moslems seien auf der Flucht.

**Sechs Tote bei Zugunglück.** Bei einem Zugunglück in Portugal wurden sechs Menschen getötet. Der Zug stieß bei Penafiel auf einem Bahnübergang mit einem Kleinlaster zusammen. Das mit zehn Menschen besetzte Fahrzeug überquerte den unbeschrankten Bahnübergang, obwohl die rote Lampe aufgeleuchtet habe. (afp)

**Hotelbrand in Südtirol.** Beim Brand eines Hotels in der Gemeinde St. Vigil im Südtiroler Enneberg ist gestern ein zweijähriger Junge ums Leben gekommen. Nach den ersten Ermittlungen entstand das Feuer im Hotel „Clara" durch Überhitzung... (dpa)

**Vier Tote bei Brückeneinsturz.** Beim Einsturz einer Brücke auf der Autobahn zwischen Messina und Palermo sind vier Menschen ums Leben gekommen. Drei Autos stürzten von der Brücke in einen Fluss. Das Unglück ereignete sich 50 Kilometer westlich von Messina. Die Ursache war zunächst unbekannt. (ap)

### Deutschland älteste Einwohnerin tot

WEINHEIM (ab) Im Alter von über 111 Jahren ist die wahrscheinlich älteste Einwohnerin Deutschlands, Paula Baumgärtner, in Weinheim (Rhein-Neckar-Kreis) gestorben. Das bestätigte die Stadtverwaltung gestern auf Anfrage. Die alte Dame gehörte zu den zehn ältesten Menschen auf der Welt, deren Alter urkundlich nachgewiesen ist. Paula Baumgärtner wurde am 16. August 1881 in Witten an der Ruhr als Paula Breder geboren. 1913 heiratete sie in der Schweiz Emil Baumgärtner, der als Deutscher nach dem Ersten Weltkrieg die Schweiz verlassen musste und mit Paula nach Weinheim zog. Zum 111. Geburtstag hatten Bundespräsident von Weizsäcker und Baden-Württembergs Ministerpräsident Teufel der seit 1953 verwitweten Frau noch Glückwünsche übersandt.

Die Autorin, zusammengestellt aus der Tageszeitung: Die Rheinpfalz, Nr. 52 (Ausgabe vom 3. 3. 1993)

# M 2

## Tod und Sterben in der Alltagssprache

- Da können Hoffnung und Gefühle absterben.
- Da ist jemand für mich gestorben.
- Da wird jemand tot geschwiegen oder mundtot gemacht.
- Da sprechen wir davon, jemanden zu erledigen, fertig zu machen, abzuschießen, kaltzustellen, kaputtzumachen.
- Da kann ich jemanden auf den Tod nicht leiden.
- Da geht jemand über Leichen.
- Da kann man die Zeit totschlagen, dann ist es todlangweilig.

aus: Peter Neysters & Karlheinz Schmitt, Denn sie werden getröstet werden. Das Hausbuch zu Leid und Trauer, Sterben und Tod. Kösel Verlag, München $^{2}$1994, S. 321

# M 3

## Todesanzeigen

Gott der Herr rief unsere liebe Tante

**Maria Müller**

geb. Haase

*15. 3. 1902 † 20. 2. 1992

plötzlich und unerwartert zu sich in die Ewigkeit.

In stiller Trauer:

---

Ich habe den Kampt gekämpft.
Ich habe den Lauf vollendet.
Ich habe den Glauben gehalten
2. Vers 4,7

Nach einem Leben reich an Fürsorge, Liebe, Freud und Leid hat sie nun Ruhe gefunden

**Elisabeth Schneider**

geb. Schmidt

In Liebe und Dankbarkeit:

---

Den Augen fern,
dem Herren ewig nah

**Heinz Bauer**

*4. 4. 1950 † 8. 3. 1993

Mein über alles geliebter Mann, unser herzensguter Vater, Bruder, Schwager Onkel und Schwiegersohn ist völlig unerwartet und für immer von uns gegangen.

In Liebe und Dankbarkeit

---

Statt Karten

heute entschlief mein lieber Mann

**Manfred Hummel**

*6. 7. 1906 † 11.8. 1991

In stiller Trauer:

---

Obwohl wir dir die Ruhe gönnen,
ist doch voll Trauer unser Herz,
dich leiden sehen und nicht helfen können,
das war für uns der größte Schmerz.

Nach schwerer Krankheit und trotzdem für uns alle unfassbar nahm Gott der Herr unsere liebe Tochter, Schwester, Schwägerin, unser Enkelkind und unsere Nichte

**Sandra Maier**

* 17. 6. 1966 † 14. 4. 1993

zu sich in sein Reich

Von Beileidsbekundungen am Grab bitten wir abzusehen

---

Ihre Hand, die uns hält,
mussten wir loslassen.
Ihre Liebe, die uns erfüllt,
hält uns weiter umfangen.

Wir müssen Abschied nehmen.

**Annemarie Schmitz**

geb. Krämer

*6. 7. 1906 † 11.8. 1991

In Liebe und Dankbarkeit:

---

Die Autorin, zusammengestellt aus der Tageszeitung: Die Rheinpfalz (Ausgabe des Monats 2/19)
Namen von der Redaktion geändert.

# M 1

## Der Tod im Straßenverkehr

### 22-Jährige stirbt auf der Autobahn

LUDWIGSHAFEN (pet). Eine Tote, drei Schwerverletzte und ein Leichtverletzter, so lautet die Bilanz eines folgenschweren Verkehrsunfalls, der sich gestern Morgen auf der Autobahn 650 in Richtung Ludwigshafen kurz vor der Abfahrt Oggersheim-Süd ereignete. Wie die Autobahnpolizei mitteilt, erlag eine junge Frau aus der Umgebung von Pirmasens noch an der Unfallstelle ihren Verletzungen.

Die 22-Jährige war um 10.15 Uhr mit zwei Mitfahrerinnen auf dem Weg nach Ludwigshafen, als sie plötzlich abbremste. Ein nachfolgender Lastwagen wollte nach Polizeiangaben ausweichen, konnte aber einen Aufprall nicht verhindern. Dabei geriet der Lastzug ins Schleudern und stürzte eine Böschung hinunter. Der Fahrer zog sich schwere Verletzungen zu, seinem Beifahrer passierte nichts. Das Auto der jungen Frau aus der Westpfalz wurde zur Seite geschleudert und von einem zweiten Lastzug gerammt, wobei beide Mitfahrerinnen schwere Verletzungen erlitten. Der Lkw-Fahrer kam mit leichten Blessuren davon.

Trotz sofortiger Hilfe – im Einsatz waren neben mehreren Polizeifahrzeugen Rettungshubschrauber, vier Rettungsfahrzeuge und die Feuerwehr – starb die 22-Jährige noch an der Unfallstelle. Die Bergung der Fahrzeuge nahm vier Stunden in Anspruch. Für diese Zeit musste die Autobahn zwischen dem Kreuz Oggersheim und der Abfahrt Süd gesperrt werden. Auf den umliegenden Straßen bis weit in den Stadtteil Oggersheim kam es zu kilometerlangen Staus.

aus: Die Rheinpfalz, Nr. 52, vom 3.3.1993, von Redakteurin Petra Depper

## Asphaltkreuze

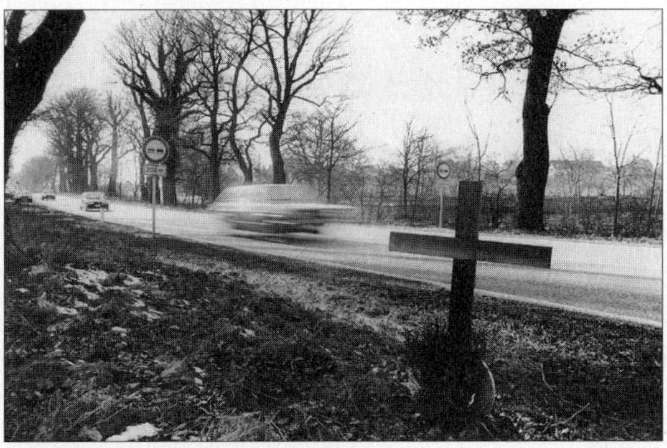

Foto: Heike Riemer, München.
Bilderdienst Süddeutscher Verlag.

## Verkehrsfriedhof

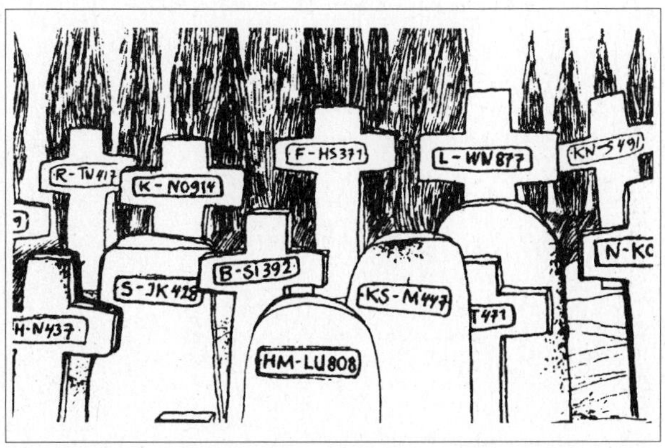


aus: Autosalon. Bärmeier und Nikel Verlag Frankfurt.
Zeichnung: Winter

## Bei Straßenverkehrsunfällen Verunglückte 1993

| Alter von … bis unter … Jahren | Innerhalb von Ortschaften Verunglückte | | | | | | | Außerhalb von Ortschaften Verunglückte | | | | | | |
|---|---|---|---|---|---|---|---|---|---|---|---|---|---|---|
| | insgesamt | darunter Fahrer und Mitfahrer von | | | | | darunter | insgesamt | darunter Fahrer und Mitfahrer von | | | | | darunter |
| | | Fahrrädern | Mofas | Mopeds | Motorrädern | Personenkraftwagen | Fußgänger | | Fahrrädern | Mofas | Mopeds | Motorrädern | Personenkraftwagen | Fußgänger |
| **Deutschland – Getötete** | | | | | | | | | | | | | | |
| unter 15 | 200 | 69 | 2 | 2 | 2 | 22 | 101 | 245 | 48 | - | 1 | 2 | 155 | 31 |
| 15 – 18 | 111 | 16 | 3 | 14 | 26 | 41 | 10 | 276 | 16 | 21 | 22 | 45 | 152 | 17 |
| 18 – 25 | 413 | 15 | 2 | 7 | 74 | 276 | 26 | 1882 | 15 | 1 | 12 | 222 | 1550 | 44 |
| 25 – 65 | 1206 | 190 | 18 | 26 | 106 | 459 | 374 | 3990 | 168 | 29 | 24 | 395 | 2921 | 267 |
| 65 und mehr | 897 | 169 | 11 | 13 | 4 | 89 | 597 | 715 | 115 | 5 | 12 | 9 | 455 | 108 |
| Ohne Angabe | 5 | - | 1 | - | - | 1 | 3 | 9 | - | - | - | - | 7 | 2 |
| **Ingesamt** | **2832** | **459** | **37** | **62** | **212** | **888** | **1111** | **7117** | **362** | **56** | **71** | **673** | **5240** | **469** |
| **Verletzte** | | | | | | | | | | | | | | |
| unter 15 | 38793 | 16247 | 73 | 165 | 191 | 7044 | 14436 | 11837 | 1463 | 24 | 49 | 120 | 9262 | 480 |
| 15 – 18 | 20709 | 5717 | 1535 | 2945 | 4659 | 4073 | 1623 | 9732 | 763 | 471 | 725 | 1556 | 5845 | 141 |
| 18 – 25 | 62646 | 7757 | 546 | 1278 | 6782 | 41883 | 3140 | 59882 | 890 | 128 | 282 | 4356 | 51968 | 390 |
| 25 – 65 | 151253 | 27846 | 2596 | 1982 | 9830 | 88389 | 14642 | 118682 | 4113 | 709 | 567 | 6614 | 97300 | 1348 |
| 65 und mehr | 20837 | 5326 | 313 | 241 | 119 | 6353 | 7060 | 10080 | 802 | 104 | 71 | 54 | 8355 | 300 |
| Ohne Angabe | 824 | 277 | 13 | 15 | 42 | 224 | 218 | 316 | 31 | 2 | 3 | 11 | 240 | 12 |
| **Insgesamt** | **295062** | **63170** | **5076** | **6626** | **21623** | **147966** | **41119** | **210529** | **8062** | **1438** | **1697** | **12711** | **172970** | **2671** |

aus: Statistisches Jahrbuch 1995 für die Bundesrepublik Deutschland, Statistisches Bundesamt Wiesbaden 1995, S. 339

# M 2

## Der Tod der Umwelt

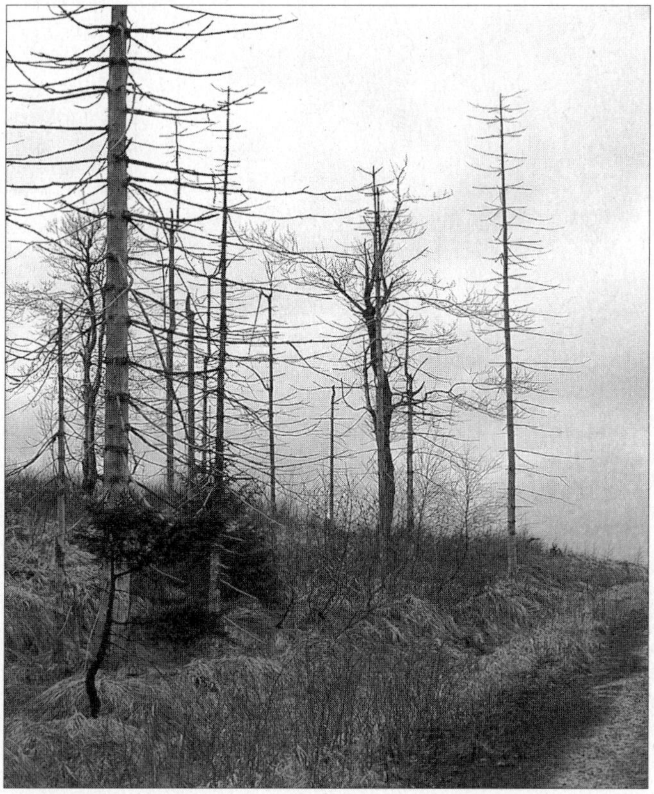

*Waldsterben*
*Nord-Böhmen, CSSR*
Foto: Janicek/BAVARIA

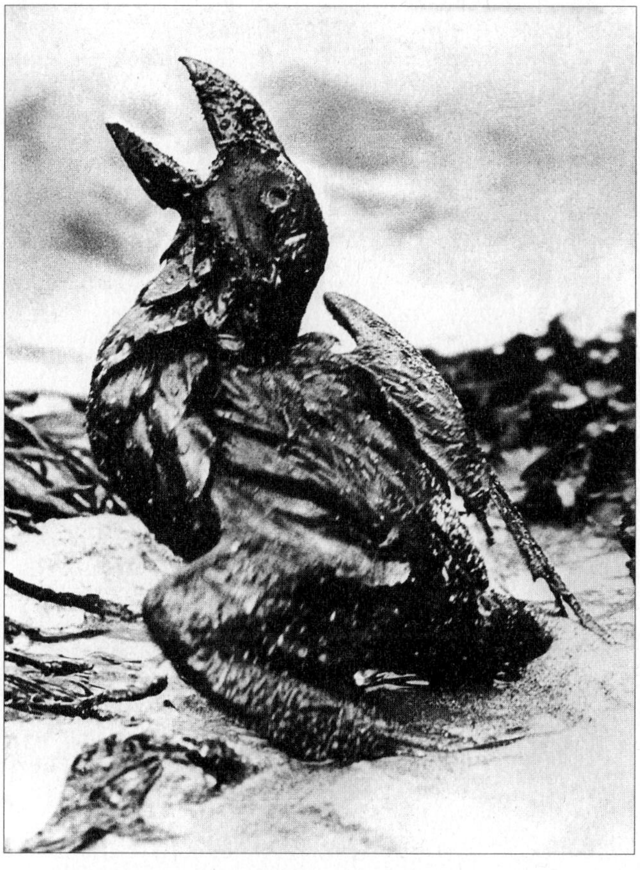

*Ölverseuchter Wasservogel*
Foto: dpa-Bild Frankfurt am Main

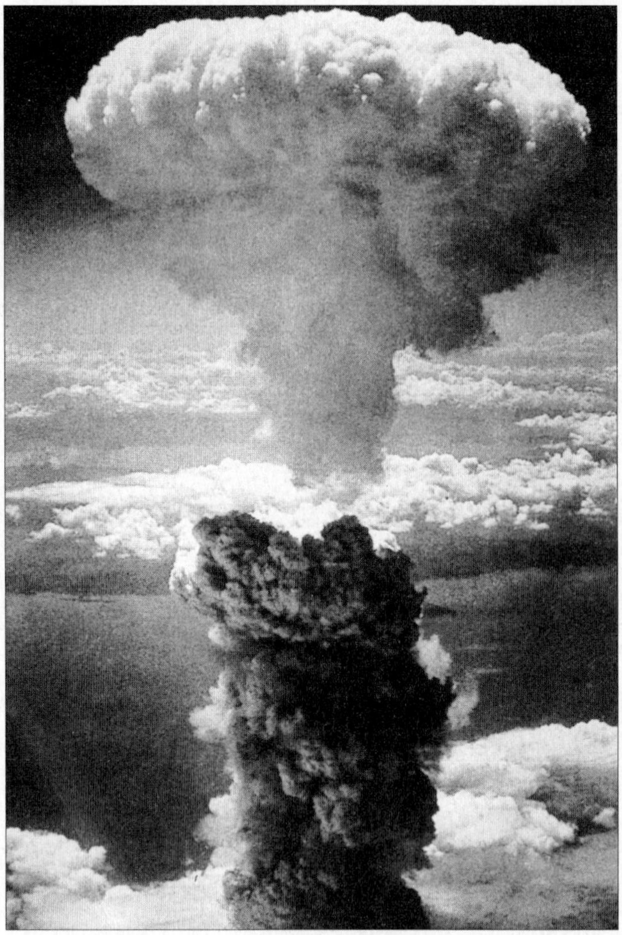

Foto: Sygma/Pandis

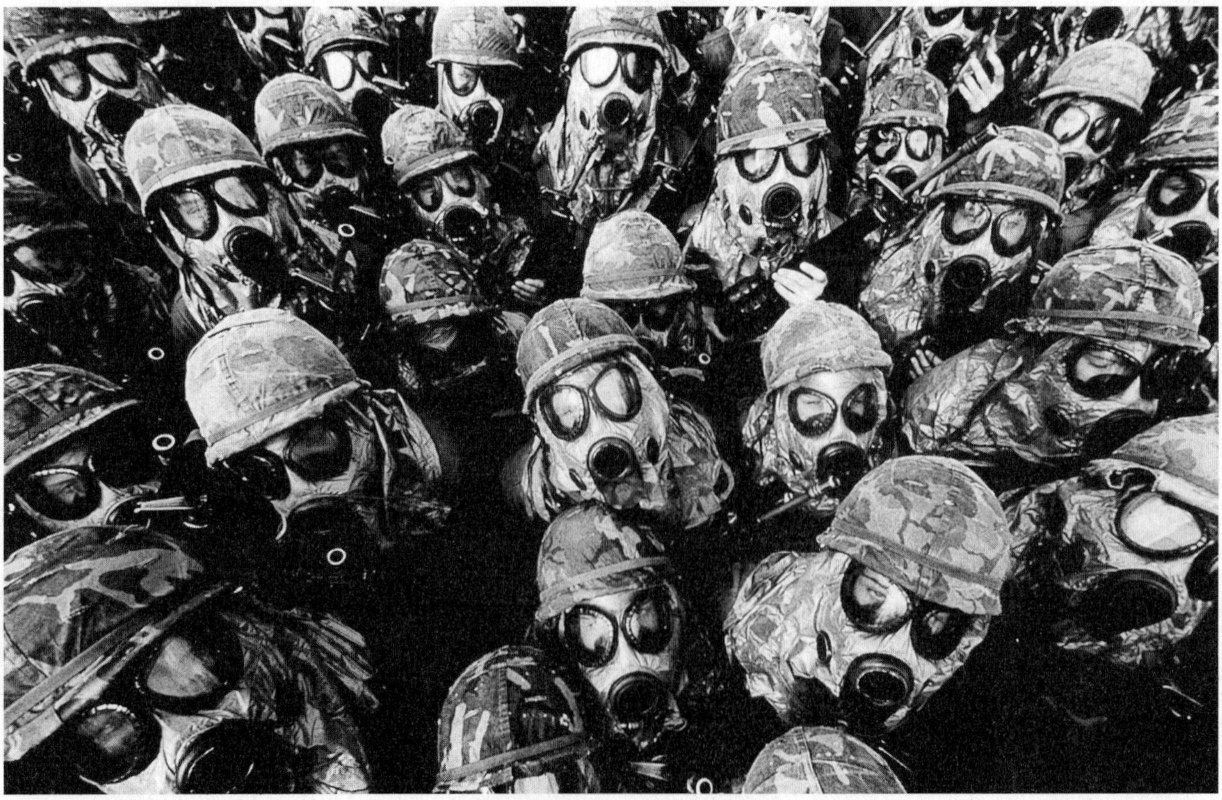

*Der lauernde Tod*
Foto: Laffond/Sygma/Pandis

# M 1

## Tod, Definitionsversuche

Tod (Exitus), der Stillstand der Lebensfunktionen bei Mensch, Tier und Pflanze. Ledigl. einzellige Lebewesen besitzen *potenzielle Unsterblichkeit*, da ihr Zellkörper durch Teilung immer wieder vollständig in den Tochterzellen aufgeht, so dass kein Leichnam zurückbleibt; auch über sehr lange Zeiträume hin konnten keine erkennbaren Alterungsvorgänge in ihrem Zellplasma festgestellt werden. Medizin. gesehen tritt der Stillstand der Lebensfunktionen in den verschiedenen Organen und Geweben zeitlich versetzt ein (mit unterschiedl. Folgen für den Gesamtorganismus; auch Sterben). Bei akuter Schädigung (z.B. Kreislaufstillstand) kann man für die einzelnen Organe eine *Funktionserhaltungszeit* (bis zum Erlöschen der Organfunktionen), eine *Wiederbelebungszeit* (in der eine Wiederbelebung durch geeignete Maßnahmen noch möglich ist) und eine *Strukturerhaltungszeit* (bis zum Untergang der funktionsunfähigen Zellverbände) definieren. Diese Zeiten sind besonders kurz bei hoher Stoffwechselrate und geringem Engergiereservoir eines Organs (z.B. beim Gehirn), sie sind umgekehrt bei niedrigem Stoffwechsel besonders lang (z.B. bei bradytrophen Geweben). Das Schicksal des Organismus als Ganzes hängt kurzfristig vom Schicksal seiner lebenswichtigen Organe ab, die ihrerseits voneinander nicht unabhängig sind. Diesem komplexen System von Gegebenheiten und Interdependenzen entsprechend unterscheidet man verschiedene Arten des Todes: Unter **klinischem Tod** versteht man den Status in einer Zeitspanne von etwa drei Minuten nach einem Herz- und Atemstillstand, während der im Prinzip eine Wiederbelebung v.a. durch Herzmassage und künstliche Beatmung noch möglich ist. **Das Absterben einzelner lebenswichtiger Organe (Partialtod, Organtod)** kann den Untergang anderer Organe und des gesamten Organismus nach sich ziehen (z.B. Hirn-Tod als **zentraler Tod**), wenn keine Maßnahme zum Ersatz der betreffenden Organfunktion getroffen werden kann (z.B. Wiederherstellung der Kreislauffunktion). Ohne Reanimation geht der klinische Tod in den **biologischen Tod** (endgültiger, allgemeiner Tod) über, mit irreversiblem Untergang aller Organe und Gewebe (Stoffwechselstillstand, Ausfall von Zellteilung, Erregbarkeit und Kontraktilität, schließlich Ausbildung der Todeszeichen und Strukturverfall).

aus: Meyers Großes Taschenlexikon in 24 Bänden, 5. Auflage, Bibliographisches Institut & F. A. Brockhaus AG, Mannheim 1995

Tod, das Aufhören aller Lebensvorgänge des Organismus, beim Menschen erkennbar am Atemstillstand und Aussetzen der Herztätigkeit und des Blutkreislaufs; zuverlässig am Erlöschen der Hirnfunktion, an Leichenstarre und Leichenflecken.

aus: Kursbuch Religion 9/10. Arbeitsbuch für den Religionsunterricht im 9. und 10. Schuljahr. Stuttgart 1979, S. 60

•

Tod, ... ist die Geburt das Ereignis, mit dem unser Leben in dieser Welt anfängt, so (ist) der Tod das Ereignis, mit dem es endet.

aus: M. Theunissen, Die Gegenwart des Todes im Leben, in R. Winau & H.P. Rosemeier, Tod und Sterben. Berlin 1984, S. 108

•

Tod, ... letztes natürliches Schicksal des Menschen, der sich von allen anderen Lebewesen dadurch unterscheidet, dass er um seinen eigenen Tod weiß, zugleich aber über ihn hinausdenkt ...

aus: F. Dorsch, Psychologisches Wörterbuch. Bern 1982, S. 691

# M 2

## Undefinierbarkeit des Todes

Wörterbücher und Enzyklopädien erwecken den Anschein, als ließe sich das Phänomen „Tod" eindeutig definieren.
Es stellt sich allerdings die Frage, inwieweit wir in der Lage sind, den Tod zu ‚definieren', d. h. durch präzise Auseinanderlegung und Erklärung seines Inhaltes genau zu bestimmen?
Der Philosoph Karl Jaspers meint dazu: „Die Unerfahrbarkeit des Todes ist unaufhebbar; sterbend erleide ich den Tod, aber ich erfahre ihn nie".
Angesichts der Tatsache, dass der Tod außerhalb des menschlichen Erfahrungsbereiches liegt, müssen bezüglich seiner Definierbarkeit berechtigte Zweifel aufkommen. „Unser Wissen um den Tod ist" – so hat es der Theologe Ernst Jüngel einmal formuliert – „auf die Möglichkeit der Erkenntnis, dass der Tod ist", beschränkt. „Was der Tod ist, ist nur am Rande der Erkenntnis dieses Dass".
Darüber hinaus betont Jüngel: „Wer den Tod zu definieren verstünde, wäre im Begriff, seiner Herr zu werden. Doch ... nicht wir beherrschen den Tod, sondern der Tod beherrscht uns".

Die Autorin

## M 3

### Leben, Definitionsversuch

**Leben**, stationärer „Zustand" eines materiellen Systems komplizierter chem. Zusammensetzung, der aus einem Zusammenwirken aller Einzelbestandteile auf Grund physikal. und chem. Wechselwirkungen resultiert. Allen Lebewesen gemeinsam sind folgende Merkmale: Stoffwechsel, Fortpflanzung, Veränderung der genet. Information, Aufbau aus einer oder mehreren Zellen, Ablauf bestimmter biochem. Reaktionen. Diese Gemeinsamkeiten weisen auf einen gemeinsamen Ursprung des Lebens hin, was besonders durch die Universalität des genetischen Codes sowie der Aufbauprinzipien der makromolekularen Strukturen belegt wird.

aus: Meyers Großes Taschenlexikon in 24 Bänden, 5. Aufl., Bibliographisches Institut & F. A. Brockhaus AG, Mannheim 1995

## M 4

*Erich Fried:*

### Was ist Leben?

Leben
das ist die Wärme
des Wassers in meinem Bad

Leben
das ist mein Mund
an deinem offenen Schoß

Leben
das ist der Zorn
auf das Unrecht in unseren Ländern

Die Wärme des Wassers
genügt nicht
Ich muss auch drin plätschern

Mein Mund an deinem Schoß
genügt nicht
Ich muss ihn auch küssen

Der Zorn auf das Unrecht
genügt nicht
Wir müssen es auch ergründen

und etwas gegen es tun
Das ist Leben

aus: Erich Fried, Liebesgedichte. Verlag Klaus Wagenbach, Berlin 1979, NA 1995, S. 17

## M 5

### Was Leben ist

Was Leben ist, vermag keine Wissenschaft
zu sagen

Albert Schweitzer

## M 6

### Tod kann bedeuten

Niemand denkt fortwährend über seinen möglichen Tod nach. Und doch hängen Leben und Tod eng zusammen. Tod kann bedeuten:

- Anfrage an das Leben
- Abbruch des Lebens
- Vollendung des Lebens
- Ende des Lebens
- Übergang zu einem neuen Leben
- Erfüllung des Lebens
- Erlösung vom Leben
- Verzweiflung am Leben
- …

aus: Peter Neysters/Karlheinz Schmitt, Denn sie werden getröstet werden. Das Hausbuch zu Leid und Trauer, Sterben und Tod. Kösel Verlag, München ²1994, S. 68

## M 1

*Erich Fried:*

### Woraus er gemacht ist

Mein Tod ist aus Münzen gemacht
und aus Papiergeld

Mein Tod ist aus Wegen gemacht
in die Schule und in die Arbeit

Mein Tod ist aus einer Stechuhr gemacht
und aus Pflichten

Mein Tod ist aus Zeitungen gemacht
und aus Polizisten

aus Zigaretten und Schnaps
aus Zucker und Brot und Butter

aus Liebe aus Glück und aus Unglück
aus Zorn und Geduld

Mein Tod ist aus meinen Eltern gemacht
und aus meinen Kindern

aus meinem Versagen
und aus meinen Erfolgen

aus meiner Knechtschaft
und aus meiner Freiheit

aus meiner Gesellschaft
und aus meinem Alleinsein

aus meinem Unglauben
und aus meinem Glauben

aus meiner Hoffnung
und aus meiner Enttäuschung

aus meinem Denken
und aus meinem Vergessen

Mein Tod ist aus meinem Geschlecht gemacht
und aus meinem Herzen

Mein Tod ist aus meinen Nächten gemacht
und aus meinen Tagen

Mein Tod ist aus meinem Wachen gemacht
und aus meinem Schlafen

Aus meinem Leben
und aus euerem Leben und Sterben

aus: Erich Fried, 100 Gedichte ohne Vaterland.
Verlag Klaus Wagenbach, Berlin 1978, S. 22

## M 2

### Viele kleine Tode im Leben

„Man stirbt viele kleine Tode, bis man den letzten stirbt." Viele kleine Tode bedrohen uns schon mitten im Leben. Sie lassen das Leben gelegentlich wertlos und sinnlos erscheinen. Das Leben selber schon kann tödlich sein, kann alle Lebenshoffnung zerstören.

Die Erfahrung des Todseins mache ich

- wenn meine Gefühle absterben,
- wenn ich unterdrückt werde und mir die Luft zum Atmen fehlt,
- wenn mein Vertrauen erschüttert wird,
- wenn ich keinen Lebensmut mehr habe,
- wenn eine Freundschaft in die Brüche geht,
- wenn jemand hinter meinem Rücken Schlechtes über mich erzählt,
- wenn ich mich von einem lieben Menschen trennen muss,
- wenn ich kraftlos und mutlos bin,
- wenn ich isoliert lebe,
- wenn sich nichts mehr ändert,
- wenn ich meine, vor Angst sterben zu müssen,
- …

aus: Peter Neysters/Karlhienz Schmitt: Denn sie werden getröstet werden. Das Hausbuch zu Leid und Trauer, Sterben und Tod. Kösel Verlag, München [2]1994, S. 320

## M 3

### Countdown

Mit der Geburt beginnt der Countdown.

H. Walters

## M 4

### Frank Tugend und sein Enkel Dan Jury, 1954 und 1974

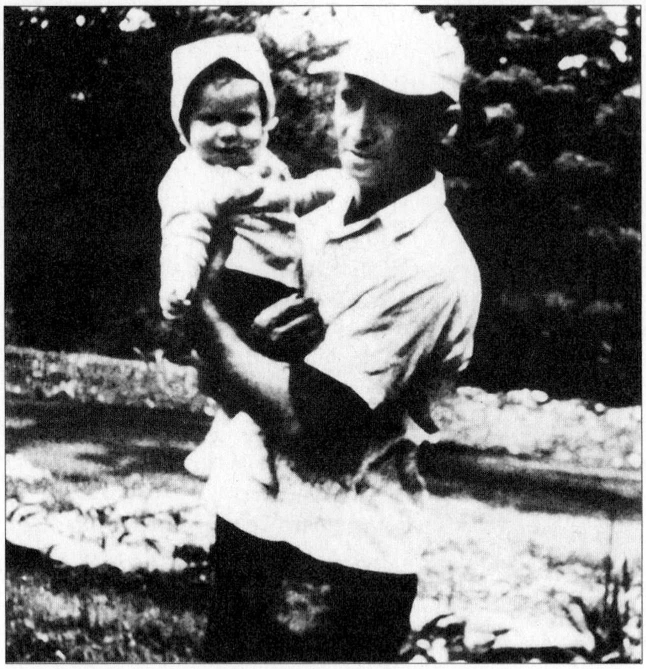

*Frank Tugend and his grandson, Dan Jury, 1954.*

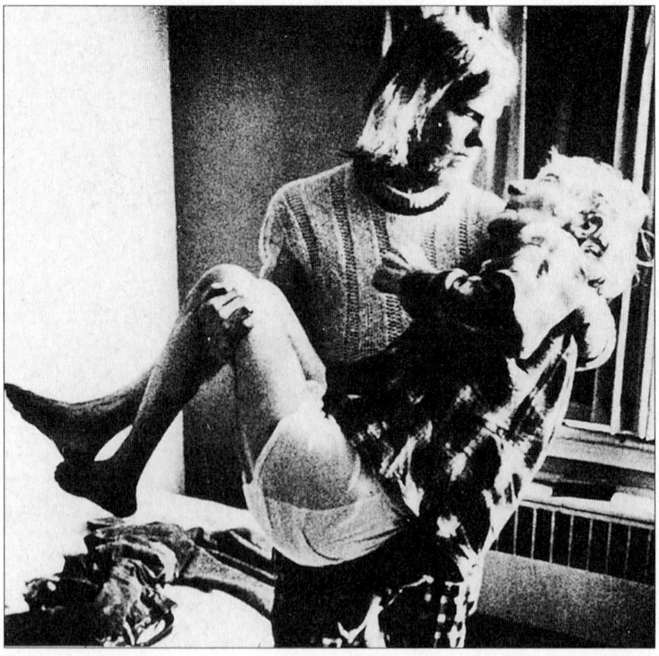

*Dan Jury and his grandfather, Frank Tugend, 1974*

aus: Facing Death – Images, Insights and Interventions, pp. 96 – 97, S. L. Bertman, Hemisphere Publishing Corporation, New York 1991. 

# M 1

## Wie der Tod überlistet wurde

Es lebte einmal in einem Dorf des Artois eine gütige alte Frau, die allen Armen und Unglücklichen half. Jeder, der an ihre Tür klopfte, wurde getröstet, wurde mit einigen Sous und einem Stück Brot beschenkt. Alle Bettler der Nachbardörfer gingen deshalb auch nie am Haus der alten Frau vorüber.
Ein großer Heiliger, seinen Namen habe ich vergessen, war oft Gast der Alten und hatte manch gute Mahlzeit mit ihr geteilt. Und eines Tages sprach er zu seiner Gastgeberin: „Gott hat mir die Macht verliehen, Euch einen Wunsch zu erfüllen, was es auch immer sein möge. Deshalb überlegt es Euch sehr gut und offenbart mir dann, was Ihr Euch wünscht."
Lange überlegte die Frau. Dann sprach sie: „In meinem Garten steht ein großer Pflaumenbaum. Nun wünsche ich, dass jeder, der hinaufklettert, um Pflaumen zu pflücken, dort festklebt, bis ich ihn losspreche."
„Euer Wunsch ist höchst sonderbar, gute Frau, aber Eure Bitte soll erfüllt werden."
Der Heilige verabschiedete sich von der Alten und kehrte in den Himmel zurück.
Als zehn Jahre vorübergegangen waren, kam der Tod am Haus der Alten vorbei, und er sprach: „Nun ist sie bald achtzig Jahre alt, sie hat ihren Teil auf Erden gelebt, und ich werde sie heute mit mir nehmen."
Und so trat der Tod in das Haus der alten Frau.
„Sieh an, bist du es, lieber Tod, schon lange warte ich auf dich. Gern gehe ich mit dir, doch einen Wunsch habe ich noch, und ich glaube, du wirst ihn mir gern erfüllen. Ehe ich die Erde verlasse, möchte ich noch gerne ein paar meiner Pflaumen essen, denn sie sind gerade reif geworden."
„Wenn's weiter nichts ist, der Wunsch soll dir erfüllt werden. Warte einen Augenblick."
Schnell ging der Tod in den Garten, kletterte auf den Pflaumenbaum, pflückte ein paar Pflaumen und wollte wieder hinunter. Doch die Alte rief: „Ich will und wünsche, dass der Tod ohne meine Erlaubnis nicht mehr vom Baum herunter kann."
Und der Tod konnte sich noch so ereifern, er konnte noch so drohen, bitten, schreien, wettern, es war ihm unmöglich, vom Pflaumenbaum herunter zu kommen.
Nun vergingen sechs Monate auf Erden und niemand starb. Die Gebrechlichen, die Alten, sie litten furchtbar und riefen den Tod herbei, doch der kam nicht. Auch die Ärzte waren unglücklich. Nun war einer dieser Ärzte ein enger Freund des Todes. Er eilte herbei, um seinem Freund vom Baum herunterzuhelfen. Doch alles, was er erreichte, war, dass er dessen Schicksal teilen musste.
Endlich kamen von überall die Menschen, um die alte Frau zu bitten, doch den Tod zu befreien. Die gute Alte war damit einverstanden, doch stellte sie die Bedingung, dass sie den Tod dreimal rufen müsse, bevor er sie holen dürfe.
Der Tod stieg nun eilends vom Baum und begann, wie früher, die Lebenden ins Jenseits zu bringen; zur großen Erleichterung der einen, zur großen Verzweiflung der anderen. Bald wurde auch die alte Frau so gebrechlich und hilflos, dass sie eines Tages gerne dreimal nach dem Tod rief. Der Tod kam, führte sie ins Paradies, und sie durfte dort den Platz einnehmen, der wegen ihrer guten Taten für sie bereitstand.

*Märchen aus Frankreich*

aus: Märchen von Leben und Tod. Herausgegeben von Sigrid Früh. © Fischer Taschenbuch Verlag GmbH, Frankfurt am Main, 1990, S. 86f

# M 2

*Kurt Marti:*

## wir müssen platz machen

wir müssen platz machen
        hat er gesagt
platz für die jungen
es sind zu viele menschen
es ist zu wenig platz auf der welt
        hat er gesagt
und jetzt
hat er platz gemacht
seine wohnung wird frei
sein parkplatz steht zur verfügung
bald fährt ein anderer seinen wagen
er steigt in kein tram mehr
fremde sitzen am mittagstisch seiner wirtschaft
die rente kann zinstragend angelegt werden
ein neuer kunde findet beim zahnarzt zulass
wir müssen platz machen
        hat er gesagt
es ist zu wenig platz auf der welt

aus: Kurt Marti, Werkauswahl in fünf Bänden, in: Namenszug mit Mond, Gedichte. © 1996 Verlag Nagel & Kimche AG Zürich/Frauenfeld, S. 145

# M 3

## Ich sehe seither alles ganz anders

Ich sehe seither alles ganz anders. Ich gehe manchmal durch die Straßen und schaue mir jedes Tor an, jeden Stein, jeden Eingang. Ich nehme diese Anblicke in mich auf, so intensiv, als ob ich sie nie wieder hergeben oder vergessen wollte.

*Christine Skinner (35), tödlich an Krebs erkrankte Hausfrau und Mutter in der Sendung „Leben mit dem Tode" des BBC-Fernsehens 1966*

aus: Kurt Marti, Werkauswahl in fünf Bänden, in: Namenszug mit Mond, Gedichte. © Verlag Nagel & Kimche AG Zürich/Frauenfeld, S. 114

# M 1

## Wie vielen wird es noch der Mühe wert sein

Wie vielen wird es noch der Mühe wert sein zu leben,
sobald man nicht mehr stirbt.

E. Canetti

# M 2

## Unsterblichkeit macht die Menschen wertlos

*Wie wäre es, wenn Tabletten das ewige Leben verliehen / Über die jüngsten Forschungsergebnisse eines Träumers*

Die Nachricht habe ich aus dem Rundfunk erfahren: Eine Tablette verlängert das Leben, verleiht Unsterblichkeit. Anfangs wollte ich es nicht glauben. Wie soll das möglich sein? Das ewige Leben! Wer hätte davon nicht wenigstens einmal geträumt? Aber mit Hilfe von Tabletten? Mir schien das unwahrscheinlich. Doch am nächsten Tag wurde die Nachricht wiederholt. Auch die Presse schrieb darüber.
Mir schossen tausend Ideen durch den Kopf. Endlich würde ich meine Pläne verwirklichen können. Die neu entdeckten Planeten garantierten genug Platz für alle Menschen. Auch der Hunger war längst besiegt; dank der Gentechnik war die Produktion von Lebensmitteln kein Problem mehr. Zwar konnte man schon fast jedes menschliche Organ durch ein künstliches ersetzen; aber das ewige Leben – das wäre eine neue Dimension. Überall wurde über die neue Erfindung gesprochen: auf der Straße, bei der Arbeit, beim Essen. Es war das einzige Thema. Das Medikament sollte, einmal im Jahr eingenommen, garantieren, dass man nicht älter wurde. (…)
Die ersten Folgen waren positiv. Die Leute reagierten mit doppelter Kraft. Leider mehrten sich später die traurigen Nachrichten. Als die Menschen bemerkten, dass sie für alles Zeit hatten, breitete sich Trägheit aus. Zur Zusammenarbeit konnten sie sich nicht mehr entschließen. Der Individualismus triumphierte, übrig blieb blanker Egoismus. Niemand wollte seinen Erfolg mit einem anderen teilen. Die Menschen gaben sich schließlich nur noch dem Vergnügen hin.
Da rang sich unsere Forschungsgruppe zu dem Entschluss durch, die Produktion des Medikamentes anzuhalten und den Vorrat zu vernichten. Wir sahen keine andere Möglichkeit, die Menschen vor dem seelischen Sterben zu retten. (…) Allen war klar, dass die einzige Motivation, aktiv zu bleiben, die Angst vor dem Sterben war. Aber diesen Stachel hatten die Menschen verloren. Als sie bemerkten, dass sie ewig leben konnten, hörten sie auf zu arbeiten. Sie wollten jede Arbeit „auf morgen verschieben“, und das führte zu Passivität und totaler Resignation.
(…) Die Leute nahmen unsere Aktion überraschend ruhig auf und das Leben kehrte langsam zur Normalität zurück. Die Menschen waren jetzt sogar glücklicher, weil ihre Sterblichkeit sie wieder wertvoll machte.

aus: Jan Kucza, Unsterblichkeit, in: „Sonderseite ‘Jugend schreibt’ der Frankfurter Allgemeinen Zeitung“ vom 2.12.1991

## M 3

*Janosch:*

### Der Tod und der Gänsehirt

Einmal kam der Tod über den Fluss, wo die Welt beginnt. Dort lebte ein armer Hirt, der eine Herde weißer Gänse hütete.
„Du weißt, wer ich bin, Kamerad?“, fragte der Tod.
„Ich weiß, du bist der Tod. Ich habe dich auf der anderen Seite hinter dem Fluss oft gesehen.“
„Du weißt, dass ich hier bin, um dich zu holen und dich mitzunehmen auf die andere Seite des Flusses.“
„Ich weiß. Aber das wird noch lange sein.“
„Oder wird nicht lange sein. Sag, fürchtest du dich nicht?“
„Nein,“, sagte der Hirt. „Ich habe immer über den Fluss geschaut, seit ich hier bin, ich weiß, wie es dort ist.“
„Gibt es nichts, was du mitnehmen möchtest?“
„Nichts, denn ich habe nichts.“
„Nichts, worauf du hier noch wartest?“
„Nichts, denn ich warte auf nichts.“
„Dann werde ich jetzt weitergehen und dich auf dem Rückweg holen. Brauchst du noch etwas, wünscht du dir noch was?“
„Brauche nichts, hab alles“, sagte der Hirt. „Ich habe eine Hose und ein Hemd und ein Paar Winterschuhe und eine Mütze. Ich kann Flöte spielen, das macht lustig. Meine Gänse verstehn nicht viel von Musik.“
Als dann der Tod nach langer Zeit wiederkam, gingen viele hinter ihm her, die er mitgebracht hatte, um sie über den Fluss zu führen. Da war ein Reicher dabei, ein Geizhals, der zeit seines Lebens wertvolles und wertloses Zeug an sich gerafft hatte: Klamotten, auch Gold und Aktien und fünf Häuser mit etlichen Etagen.
Der Mann jammerte und zeterte: „Noch fünf Jahre, nur noch fünf Jahre hätte ich gebraucht, und ich hätte noch fünf Häuser mehr gehabt. So ein Unglück, so ein Unglück verfluchtes!“ Das war schlimm für ihn.
Ein Rennfahrer war unter ihnen, der zeit seines Lebens trainiert hatte, um den großen Preis zu gewinnen. Fünf Minuten hätte er noch gebraucht bis zum Sieg. Da erwischte ihn der Tod.
Ein Berühmter war dabei, dem ein Orden gefehlt hatte, nur ein einziger Orden, für den er Jahre aufgewendet hatte, da holte ihn der Bruder Tod. Das war schlimm für ihn.
Dann war da ein junger Mensch, der hatte an seiner Braut gehangen, denn sie waren ein Liebespaar gewesen, und keiner konnte ohne den anderen leben.
Ein schönes Fräulein war dabei mit langen Haaren. Und viele Reiche, die jetzt nichts mehr besaßen, und noch mehr Arme, die jetzt auch nicht das besaßen, was sie gerne hätten haben wollen.
Ein alter Mann war freiwillig mitgegangen. Aber auch er war nicht froh, denn siebzig Jahre waren vergangen, ohne dass er das bekommen hatte, was er hatte haben wollen. Schlimm für sie alle.
Als sie an den Fluss kamen, wo die Welt aufhört, saß dort der Hirt. Und als der Tod ihm die Hand auf die Schulter legte, stand er auf, ging mit über den Fluss, als wäre nichts, und die andere Seite hinter dem Fluss war ihm nicht fremd. Er hatte Zeit genug gehabt, hinüberzuschauen, er kannte sich hier aus, und die Töne waren noch da, die er immer auf der Flöte gespielt hatte; er war sehr fröhlich. Das war schön für ihn.
Was mit den Gänsen geschah? Ein neuer Hirt kam.

aus: Janosch erzählt Grimm's Märchen. Beltz Verlag, Weinheim und Basel 1972, Programm Beltz & Gelberg, Weinheim, S. 251

## M 4

### Du kannst nicht wählen

Du kannst nicht wählen, wie du sterben willst
oder wann.
Du kannst nur beschließen, wie du leben willst.
Jetzt.

Joan Baez.

# M 5

## Fern in Bagdad

Ein König hat in Damaskus unter seinen Soldaten einen jungen Offizier, der ihm sehr lieb ist. Eines Tages stürzt dieser junge Offizier ganz aufgeregt in den Thronsaal des Königs: „Herr, ich bitte dich: Leihe mir dein schnellstes Pferd. Ich muss sofort nach Bagdad reiten."
„Und warum?" Der König fragt erstaunt.
„Als ich eben durch den Garten deines Palastes ging, sah ich den Tod dort stehen. Er drohte mir, dass ich bald sterben würde. Jetzt möchte ich vor ihm fliehen."
Der König gibt ihm das Pferd. Doch dann geht er selbst in den Garten. Er will sehen, ob er den schrecklichen Besucher noch finden kann. Und siehe, der Tod steht noch an derselben Stelle.
„Wie kannst du meinen treuen Diener bedrohen?", fragt der König. „Und das im Garten meines Palastes?" „Ich habe ihm nicht gedroht", sagt der Tod. „Ich habe nur vor Verwunderung die Hände erhoben und zusammengeschlagen." – „Was für eine schlechte Ausrede!", sagt der König. „Doch, doch, es ist so!", versichert der Tod. „Ich habe den Auftrag, ihn heute Abend fern von hier in Bagdad zu treffen. Dort soll er sterben. Und darum bin ich verwundert, dass er noch hier in Damaskus ist."

aus: D. Steinwede (Hrsg.), Wie das Leben durch die Welt wanderte. Gütersloher Verlagshaus G. Mohn, Gütersloh 1980, S. 15

# M 6

## Totentanz

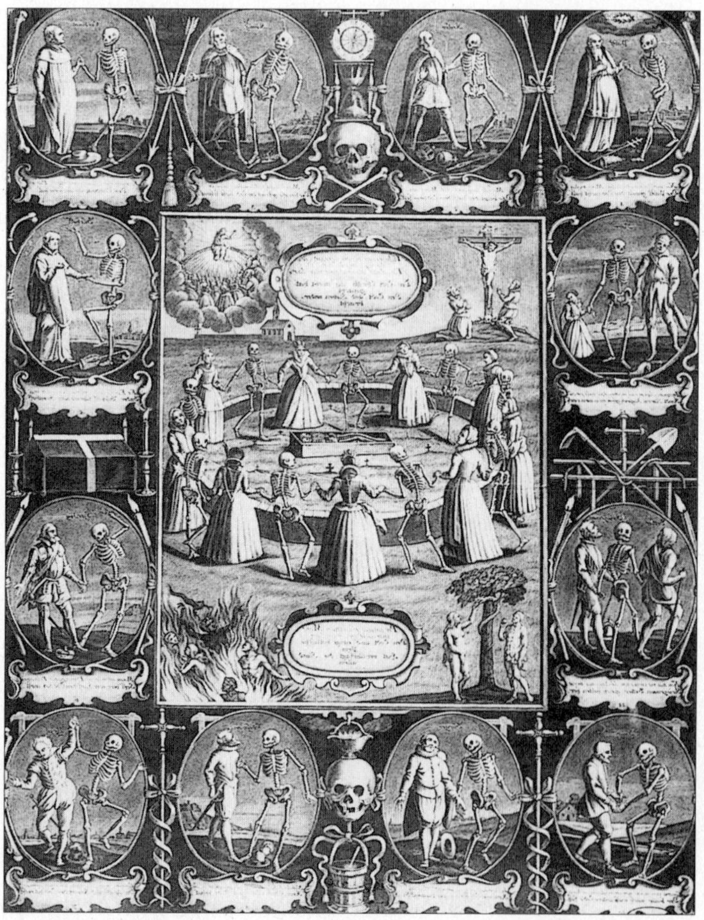

*Kupferstich eines unbekannten deutschen Meisters aus dem 17. Jahrhundert*

Abbildung aus der Sammlung „Mensch und Tod", Besitz der Universität Düsseldorf

# M 1

## Erst der soziale, dann der physische Tod

Erst Tage nach ihrem Tod wurde die 82-jährige Rentnerin Gerda Bauer in ihrer Mietswohnung in einem Wohnblock mitten in Berlin aufgefunden. Als Todesursache wurde Verhungern festgestellt – die Hausbewohner sind bestürzt.
Die alte Frau starb so einsam, wie sie gelebt hat – leben musste?
Gerda Bauers biologischem Tod ging schon ein langer sozialer Tod voraus: Niemand hatte sich um die Lebende gekümmert, auch die Tote wird keiner vermissen. Lediglich ihre Hinterlassenschaft, ein Koffer voll Geld, den man in der Wohnung der Verstorbenen fand, wird das Interesse des Staates, der das Erbe antreten wird, wecken.

Die Autorin

# M 2

*Elisabeth Kübler-Ross:*

## Der Tod im Krankenhaus – Er mag um Ruhe, Frieden und Würde flehen ...

Sicher gibt es mehrere Motive für die Flucht vor der Realität des Todes, doch das wichtigste liegt vielleicht in der Tatsache, dass Sterben heute grausamer als früher ist, so einsam, so mechanisiert und unpersönlich, dass man zuweilen nicht mehr angeben kann, in welchem Augenblick der Tod eintritt.
Die Einsamkeit, die unpersönliche Behandlung setzen schon ein, wenn der Kranke aus der gewohnten Umgebung herausgerissen und hastig ins Krankenhaus geschafft wird. Wer sich jemals in solchem Augenblick nach Ruhe und Trost gesehnt hat, vergisst niemals, wie man ihn auf die Trage packte und mit heulenden Sirenen ins Krankenhaus transportierte: Der Transport ist der Beginn einer langen Leidenszeit. Schon der Gesunde erträgt kaum die Geräusche, das Licht, die Pumpen, die vielen Stimmen, die den Kranken im Notaufnahmeraum überfallen. Vielleicht sollten wir mehr an den Patienten unter seinen Decken und Laken denken, sollten unsere gut gemeinte Tüchtigkeit und Hast einen Augenblick vergessen, dem Kranken die Hand halten, ihm zulächeln und seine Fragen beantworten. In vielen Fällen ist der Transport ins Krankenhaus schlicht die erste Phase des Sterbens. Wenn ich in diesem Zusammenhang immer wieder an den Gegensatz zu dem Kranken erinnere, der in seiner gewohnten Umgebung bleiben darf, will ich damit natürlich nicht sagen, dass man ein Leben aufgeben sollte, das in der Klinik vielleicht noch gerettet werden könnte: Ich möchte nur dazu auffordern, mehr als zur Zeit an die Situation des Kranken und seine Reaktionen zu denken. Häufig scheint man dem schwer kranken Patienten das Recht auf eine eigene Meinung abzusprechen, wenn man bestimmt, ob er ins Krankenhaus gebracht werden soll. Aber es kann ja schließlich nicht so schwierig sein, sich daran zu erinnern, dass der Kranke selbst Gefühle, Meinungen und vor allem das Recht hat, gehört zu werden.
Im Notaufnahmeraum der Klinik entfaltet sich sofort die Geschäftigkeit von Schwestern, Pflegern, Assistenzärzten; vielleicht stellt sich eine Laborantin zur Blutabnahme ein, ein Spezialist, der das Elektrokardiogramm machen will; vielleicht packt man den Kranken auf den Röntgentisch. Jedenfalls fängt er hier und da eine Bemerkung über seinen Zustand oder entsprechende Fragen an seine Angehörigen auf. Langsam, unausweichlich beginnt man ihn als Gegenstand zu behandeln, er hört auf, eine Person zu sein. Oft entscheidet man gegen seine Wünsche, und wenn er sich dagegen aufzulehnen versucht, verabreicht man ihm ein Beruhigungsmittel. Nach langen Erörterungen rollt man ihn vielleicht in den Operationssaal oder in eine Station für Intensivbehandlung, wo er zum Gegenstand intensiver Bemühungen und großer finanzieller Investitionen wird.
Er mag um Ruhe, Frieden und Würde flehen – man wird ihm Infusionen, Transfusionen, die Herz-Lungen-Maschine, eine Tracheotomie (Luftröhrenschnitt) verordnen – was eben medizinisch notwendig erscheint. Vielleicht sehnt er sich nur danach, dass ein einziger Mensch einmal einen Augenblick bei ihm stillhält, damit er ihm eine einzige Frage stellen kann – doch ein Dutzend Leute macht sich rund um die Uhr an ihm zu schaffen, kümmert sich um seine Herz- und Pulsfrequenz, um Elektrokardiogramm und Lungenfunktionen, um seine Sekrete und Exkremente – nur nicht um ihn als Persönlichkeit. Auflehnung hilft nichts, denn alles wird ja nur getan, um sein Leben zu erhalten – und wenn man es retten kann, ist ja später immer noch Zeit, an ihn als Individuum zu denken. Wer zuerst den gesamten Menschen in Betracht zieht, könnte darüber wertvolle Zeit zu seiner Rettung verlieren! Das jedenfalls scheint die Begründung oder Rechtfertigung der ganzen Betriebsamkeit zu sein – oder ist es ganz anders? Liegt die Ursache dieser immer mehr mechanischen, unpersönlichen Behandlung in uns selbst, in unserer eigenen Abwehrhaltung? Können wir vielleicht nur auf diese Weise mit den Ängsten fertig werden, die ein schwer oder hoffnungslos Erkrankter in uns selbst auslöst? Konzentrieren wir uns auf Blutdruckmesser und andere Instrumente, weil wir den drohenden Tod nicht sehen wollen, der so furchtbar und erschreckend ist, dass wir unser ganzes Wissen auf Apparaturen übertragen? Denn Instrumente bedrücken uns weniger als die leidenden Züge eines menschlichen Wesens, das uns wieder einmal an die eigene Ohnmacht erinnert, an unsere Grenzen, unser Versagen, unsere eigene Sterblichkeit.

aus: E. Kübler-Ross, Interviews mit Sterbenden. Kreuz-Verlag, Stuttgart 1973

## M 3

*Hildegard Kremer:*

### Intensivstation

Sie sagen, mein Herz sei noch stark, Gott. Auch eine Lüge; denn von Tag zu Tag pocht es hastiger, härter, bockiger, böser, verzweifelter. Es klopft an Türen, die verschlossen bleiben, und fragt Menschen, die einer Antwort ausweichen. Sie meinen es gut mit mir, aber sie stoßen mich damit in einen Abgrund an Isolation. Und wo bleibst du, Gott? Auch du bist weit, weit weg. Hast auch du Angst vor den Schläuchen, der Technik, dem Geruch nach Perfektion, vor meinen Fragen? In den seltenen Augenblicken, da mein Herz etwas ruhiger schlägt, kommt mir eine Ahnung, dass du mir dann die endgültige erlösende Antwort gibst, wenn du es zu dir geholt hast. Aber der Weg bis dahin scheint nur über hindernde, verletzende Stacheldrähte zu gehen. Selbst meine nächsten Angehörigen haben einen Schutzwall um sich gebaut. In ihren Augen lese ich die Sorge um mein Leben, aber sie töten meine Seele mit tröstenden Worten, die ich nicht mehr glauben kann. Gott, ich schreie es stumm zum Himmel: Gib mir einen Menschen, mit dem ich vom Sterben sprechen kann, der den Mut hat, bewusst mit mir die letzten Schritte zu tun, der nicht lügt, der mir Antwort gibt als Hilfe beim Sterben.



## M 4

### Die letzte Station

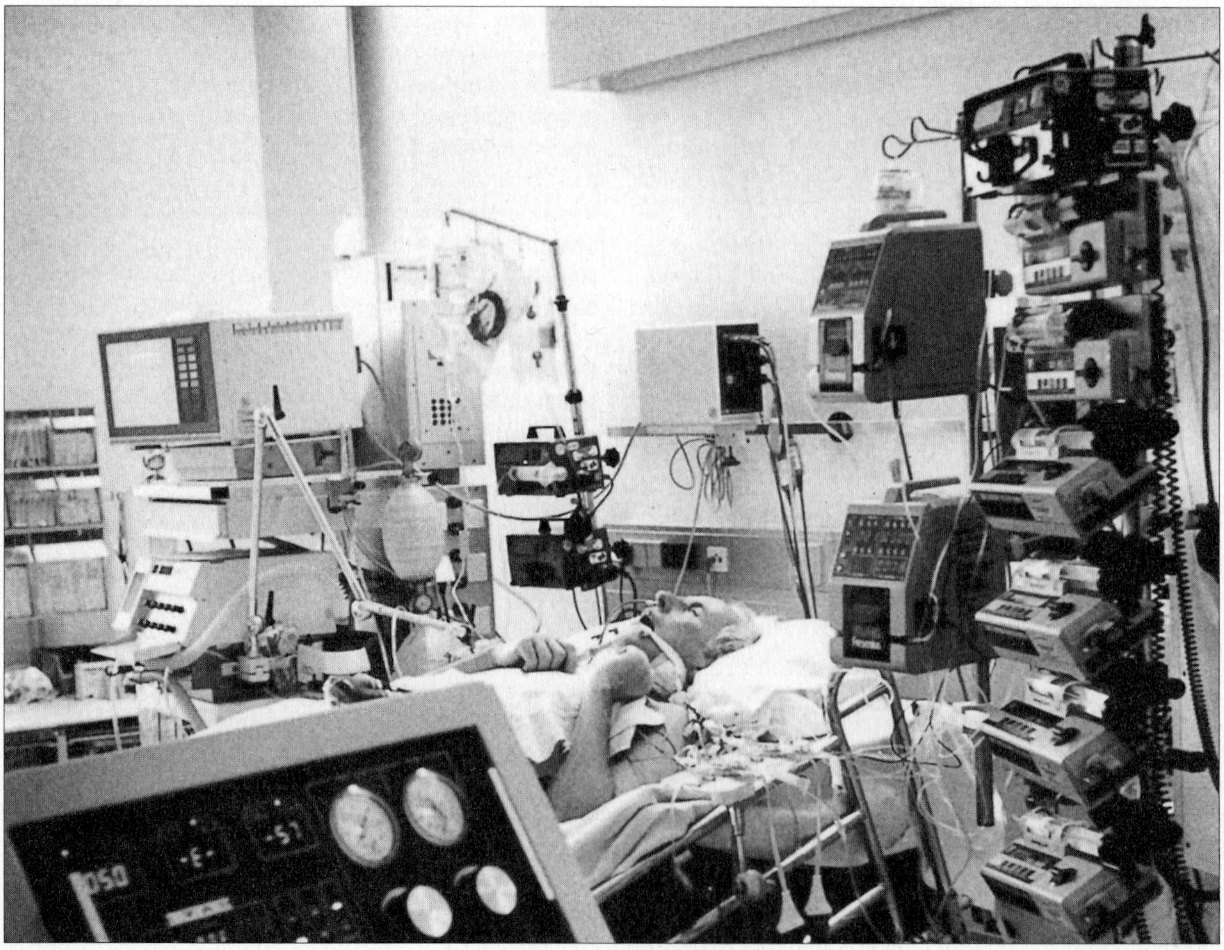

Foto: epd-bild/Oberück

## M 1

### Der Chirurg

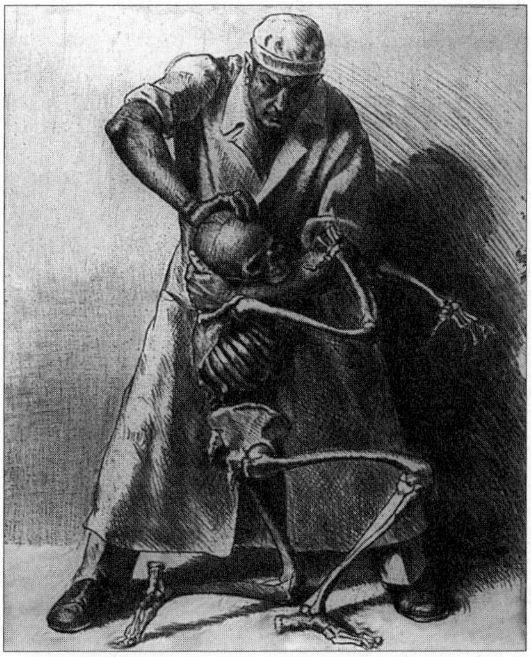

*Der Chirurg*
*Farbradierung von Ivo Saliger (geb. 1894), um 1921*

Abbildung aus der Sammlung „Mensch und Tod", Besitz der Universität Düsseldorf

## M 2

*Roswitha Schneider-Esch:*
### Erste Hilfe

Der Körper fällt schwer. Unmerkliches Zucken, kein Aufbäumen. Blut stürzt aus dem Mund. Der Raum angefüllt mit der Macht einer nie gekannten Dimension. Das Kind flieht entsetzt die Mutter, die auf dem Rücken liegt, sich verwandelt hat in das Böse, den Verfall.
Der Hilfeschrei gilt dem eigenen Leben. Weg mit allem Übel, weg mit der Wahrheit. Kein Schutzwall ist groß genug, um in diesem Moment unberührt zu bleiben.
Schwer wie Blei das Innere des Zimmers. Alles beginnt zu keuchen unter der Last dieses Engels: das Holz des Schrankes, die Steinfliesen am Boden, blähen sich nicht die Wände nach außen, wie ein zu hart aufgeblasener Ballon?
Die Tasse im Spülstein, der Kaffeeduft, es ist doch noch Leben da! Aber es mischt sich ein anderer Geruch dazu, breitet sich aus, langsam, unaufhaltsam, das Aroma süßlicher Fäulnis. Die Vorstellung vom Ende quält.
Ein Gurgeln aus dem geöffneten Mund – jemand soll helfen! Der Mund, der so oft gekost hatte, so viel Lachen freiließ, eine schreckliche schwarze Höhle ist er jetzt, aus dem sich unumstößlich die blutige Tatsache ergießt, dass ein Teil des Körpers nicht mehr will. Weggeschleudert die Energie, kein Bedarf mehr. Der Kreislauf ist unterbrochen, der Weg in den Übergang frei.
Das Grauen des Augenblicks ist vorüber, die Schrecksekunde vorbei. Das Kind erwächst wieder zur reifen Frau, kein Würgen mehr, kein Ekel. Automatisch das Diktat der Selbsterhaltung. Gebiss herausnehmen, Erbrochenes aus Rachen entfernen, Seitenlage. Durch Ersticken bekommt er sie nicht, aber der Tod hat viele Facetten. Gezielte Handgriffe räumen den verschütteten Pfad frei, den seidenen Faden ins Leben. Der Speicher arbeitet wieder: Ein längst vergessener Erste-Hilfe-Kurs findet praktische Anwendung, ist reaktiviert nach Jahrzehnten. Eine lächerliche Waffe gegen Unabänderliches. David gegen Goliath. Es ist das Gesetz der Unendlichkeit, die Erkenntnis der Notwendigkeit von Stabilität und Wechsel; trotzdem ein fairer Kampf um die Ordnung im Chaos. Hier kämpft die Tochter um die Mutter, es geht um Liebe und Verlust, um das eigene Leben. Konzentration und Ruhe umhüllen den stillen Vorgang. Gott hat seinen Geschöpfen den Odem eingehaucht.
Mundbeatmung, Herzmassage, ein Geschöpf will das andere beleben. Aus eigenen Lungen Kraft spenden, ein Stück Leben weitergeben. Erbrochenes und Blut schrecken nicht. Die Verdichtung Leben/Tod hebt den dunklen Schleier der Verdrängung: Am einen Ende saugt mit großer Lust der Engel des Todes, lockt die verzückte Seele in das Rad des Universums zurück; am anderen Ende erzeugt ein Körper am anderen Reize, um zu widerstehen. Ein Werben beinahe. Nicht loslassen, Seele, nicht verwesen! Aber der Körper der Mutter bleibt bleich, kaum noch Reflexe, nur noch Fasern halten die Elemente der sterbenden Hülle zusammen. Gleich werden sie frei werden, sich zurückgeben an den Ursprung. Nicht aufgeben, Materie, nicht ruhen. Ruhe ist die Vorstufe zum Schlaf, Schlaf der kleine Bruder des Todes. Der Wettlauf scheint zu Ende. Nur die Sterbende kann das spezifische Gewicht ihrer Seele bestimmen.

Aber das Kind hatte laut genug geschrien. Die Sirene, die Bahre, Sauerstoff und Infusion. Das Blaulicht heult. Laut schallt der Protest der Wissenschaft durch die Straßen, tatütata für den Sieg der Medizin.
Intensivstation. Gerade noch geschafft, sagen Ärzte, Schwestern, Pfleger. In dem Alter, über achtzig. Starkes Herz.

Ich bin geflogen, flüstert die Mutter, als sie die Augen aufmacht. Sie will erzählen von ihrer Reise ins Licht, dass sie war wie eine Feder, die einem sanften Sog folgte. Die Offenbarung ihres Lebens in Heiterkeit. Ein froher Über-Blick. Das Geheimnis des Regenbogens und Musik wie Tautropfen. Aber kaum ein Wort lässt sich formen. Der Schlauch in der Nase und die Nadel im Arm machen alles unglaubwürdig. Hier ist das Wunder, in der Plastikflasche. Sonst zählt nichts.
Die Tochter beugt sich hinab, für den Bruchteil einer Sekunde bereit, sich für die gewaltige Erkenntnis zu

öffnen, sich auch mitzuteilen, zu bestätigen: Die Schwingen des Todesengels waren schön, sein Gesicht nicht abstoßend, sein sanftes Seufzen reine Liebe. In zärtlicher Umarmung hatte sich der Stachel des Todes in das Fleisch des Lebens gesenkt. Die Tochter aber widersetzte sich der Unschuld der Auflösung. Konnte nicht ihr eigenes Leben von dem anderen trennen. War nicht abgenabelt. War bedroht und gefährdet. War schuldig geworden?
Hätte sie denn zusehen sollen?
Angst!

Glück gehabt, sagt die Tochter verschlossen, richtet sich auf und besiegelt damit das gemeinsame Vergessen, verbannt das große Wissen um die Kreativität des Todes. Zurück in den Speicher der Ahnungen, Träume, Alpträume. Damit tut sie das Notwendige für ihr Leben. Die Süße des Todes ist Gift, wenn man erst dreißig ist.
Aber die Mutter?
Ich bin doch geflogen, flüstert sie traurig, und sie schließt die Augen wieder. Sie hat begriffen, wo sie ist.

aus: Brigitte Heidebrecht (Hrsg.), End-lich leben: Vom Umgehen mit dem Tod, Bonn 1988, S. 16f.


# M 3

## Kompetente Hilfe ist immer willkommen

Ein Affe holte einen Fisch aus dem Wasser und legte ihn auf einen Ast. „Was hast du vor?“, fragte ein anderer Affe, der sehr verwundert war, denn Fische zählten nicht zu ihrer täglichen Kost.
„Ich rette ihn vor dem Ertrinken“, war die Antwort.

aus: T. Poppe, Der Löwe in uns allen – die Tierfabel als Spiegel der Seele. Rowohlt Taschenbuch Verlag, Reinbek bei Hamburg 1990, S. 146

## M 1

### Parabel

Ein Mann begegnete unterwegs einem Tiger. Er floh, den Tiger hinter sich.
Als er an einen Abgrund kam, suchte er Halt an der Wurzel eines wilden Weinstocks und schwang sich über die Kante. Der Tiger beschnupperte ihn von oben. Zitternd schaute der Mann hinab, wo weit unten ein anderer Tiger darauf wartete, ihn zu fressen. Nur der Wein hielt ihn.
Zwei Mäuse, eine weiße und eine schwarze, machten sich daran, nach und nach die Weinwurzel durchzubeißen.
Der Mann sah eine saftige Erdbeere neben sich. Während er sich mit der einen Hand am Wein festhielt, pflückte er mit der anderen die Erdbeere.
Wie süß sie schmeckte!

aus: Paul Reps, Ohne Worte – ohne Schweigen


## M 2

### Das Bedürfnis nach Kontakt

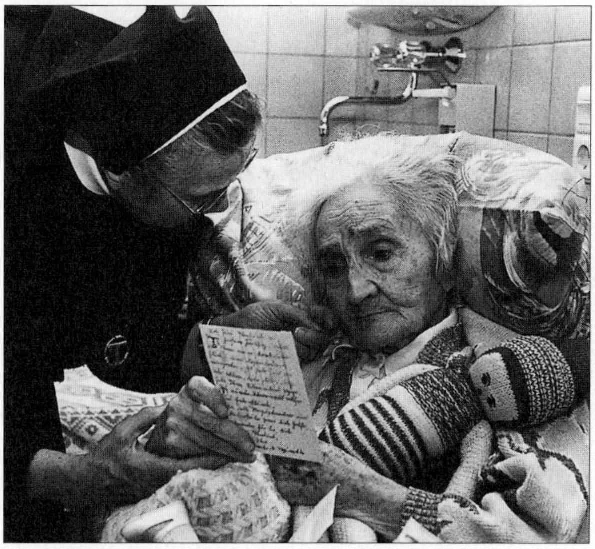

Foto: KNA-Bild/Hauke

## M 3

### Deklaration der Menschenrechte Sterbender

Ich habe das Recht, bis zu meinem Tode wie ein lebendiges menschliches Wesen behandelt zu werden.
Ich habe das Recht, stets noch hoffen zu dürfen – worauf immer sich diese Hoffnung auch richten mag.
Ich habe ein Recht darauf, von Menschen umsorgt zu werden, die sich eine hoffnungsvolle Einstellung zu bewahren vermögen – worauf immer sich diese Hoffnung auch richten mag.
Ich habe das Recht, Gefühle und Emotionen anlässlich meines nahenden Todes auf die mir eigene Art und Weise ausdrücken zu dürfen.
Ich habe das Recht, kontinuierlich medizinisch und pflegerisch versorgt zu werden, auch wenn das Ziel „Heilung“ gegen das Ziel „Wohlbefinden“ ausgetauscht werden muss.
Ich habe das Recht, nicht alleine zu sterben.
Ich habe das Recht, schmerzfrei zu sein.
Ich habe das Recht, meine Fragen ehrlich beantwortet zu bekommen.
Ich habe das Recht, nicht getäuscht zu werden.
Ich habe das Recht, von meiner Familie und für meine Familie Hilfen zu bekommen, damit ich meinen Tod annehmen kann.
Ich habe das Recht, in Frieden und Würde zu sterben.
Ich habe das Recht, meine Individualität zu bewahren und meiner Entscheidungen wegen auch dann nicht verurteilt zu werden, wenn diese in Widerspruch zu den Einstellungen anderer stehen.
Ich habe das Recht, offen und ausführlich über meine religiösen und/oder spirituellen Erfahrungen zu sprechen, unabhängig davon, was dies für andere bedeutet.
Ich habe das Recht zu erwarten, dass die Unverletzlichkeit des menschlichen Körpers nach dem Tode respektiert wird.
Ich habe das Recht, von fürsorglichen, empfindsamen und klugen Menschen umsorgt zu werden, die sich bemühen, meine Bedürfnisse zu verstehen, und die fähig sind, innere Befriedigung daraus zu gewinnen, dass sie mir helfen, meinem Tode entgegenzusehen.

Diese Deklaration der Menschenrechte entstand während eines Workshops unter dem Thema „Der Todkranke und der Helfer“ in Lansing/Michigan (USA).
Aus: Peter Neysters/Karlheinz Schmitt, Denn sie werden getröstet werden. Das Hausbuch zu Leid und Trauer, Sterben und Tod. Kösel Verlag, München [2]1994, S. 206

## M 1

*Joachim Wittkowski:*

# Die Phasen des Sterbens nach Kübler-Ross

Die Psychiaterin Elisabeth Kübler-Ross verfügt seit Jahrzehnten über umfangreiche Erfahrungen im Umgang mit Sterbenden. Sie schildert fünf Phasen des Sterbeprozesses, die sich aus Gesprächen mit mehr als 200 Sterbenden herauskristallisierten.
Die erste Phase ist gekennzeichnet durch *Nichtwahrhabenwollen und Isolierung*. Der Betroffene bestreitet die Tatsache des bevorstehenden Todes, und er lehnt Informationen, welche diese Tatsache erhärten, schlichtweg ab. In dieser Phase am Beginn des Sterbeprozesses ist die typische Reaktion auf die Mitteilung einer bösartigen oder gar unheilbaren Erkrankung: „Ich doch nicht, das ist ja gar nicht möglich" (Kübler-Ross, 1972, S. 16). So äußert der Patient etwa die Vermutung, Röntgenaufnahmen oder Laborbefunde seien vertauscht worden. „Mit solchem gequälten Nichtwahrhabenwollen reagiert ein Patient besonders dann, wenn er unvermittelt und zu früh durch jemanden informiert wird, der ihn und seine Aufnahmebereitschaft nicht wirklich kennt. ... Fast alle Patienten versuchen, die Krankheit vor sich selbst abzuleugnen, und nicht nur im ersten Augenblick, sondern auch später immer wieder einmal" (Kübler-Ross, 1973, S. 16). Das Verleugnen hat eine wichtige Funktion: Es schützt den Betroffenen vor der überwältigenden Erkenntnis, in absehbarer Zeit sterben zu müssen; es trägt damit zur Bewahrung der psychischen Funktionsfähigkeit des Betroffenen bei und verschafft ihm die Zeit, andere, weniger radikale Strategien der psychischen Abwehr einzusetzen. Im Laufe der ersten Phase des Sterbeprozesses treten Ausweichen und Verleugnen dann auch immer wieder für kurze Zeit in den Hintergrund.
In der zweiten Phase herrschen *Zorn und Auflehnung* vor. Der Betroffene hadert mit seinem Schicksal und zeigt aggressives Verhalten gegenüber Gesunden. Er ist wütend darüber, dass ihm all das Schöne, das das Leben bietet, genommen wird, während es anderen erhalten bleibt. Aus der Einsicht, vom Schicksal ungerecht behandelt worden zu sein, erwachsen Zorn, Wut und Neid. So kommt es zu Kritik und Nörgeleien an allen Personen in der Umgebung des Kranken. Aus diesem Verhalten lässt sich erschließen, dass der Betroffene seinen bedrohlichen Zustand wenigstens vorübergehend erkennt und ernst nimmt und somit die Haltung des Nichtwahrhabenwollens aufgegeben hat.
Charakteristisch für die dritte Phase, die vergleichsweise kurz ist, ist das *Verhandeln mit dem Schicksal*. Die lebensbedrohende Perspektive wird nun nicht mehr grundsätzlich bestritten. Der Betroffene versucht vielmehr, unter den gegebenen Umständen das Beste zu erreichen. So strebt er an, durch Wohlverhalten (z.B. Spenden; das Versprechen, bestimmte Fehler abzulegen) einen Aufschub des Krankheitsverlaufs zu bewirken. Er hegt die Hoffnung, für Wohlverhalten – etwa gegenüber Gott als „Handelspartner" – mit Freiheit von Schmerzen und einem Aufschub des Unvermeidlichen belohnt zu werden.
In der vierten Phase dominiert *Depression*. Durch körperliche Symptome, medizinisch, diagnostische Untersuchungen und durch Behandlungsmaßnahmen sind der eigene Zustand und die fatale Zukunftsperspektive immer unabweisbarer geworden. Vielfach wird Depression durch einen verschlechterten Gesundheitszustand begünstigt. Kübler-Ross (1969) unterscheidet zwei Ursachen von Depression bei Sterbenden: *Reaktiv* entsteht Depression, wenn der Sterbende sich die Konsequenz seiner Erkrankung und seines Todes für seine Angehörigen vor Augen hält. Die Krankheit und der zur erwartende Ausfall einer Erwerbsperson bedeuten erhebliche Belastungen für die Familie in materieller Hinsicht. Dies kann Schuldgefühle beim Moribunden auslösen. Über diese reaktiv bedingte Depression vermag der Sterbende zu sprechen. *Prospektiv* entsteht Depression wegen des bevorstehenden Abschieds von der Welt. Häufig findet eine antizipierende Trauer statt, die sehr still erfolgt und anderen kaum mitgeteilt wird.
Die fünfte und letzte Phase ist gekennzeichnet von *Zustimmung*. Der Sterbende sieht seinem Ende mit mehr oder weniger ruhiger Erwartung entgegen. Er ist müde, meist körperlich sehr geschwächt und hat das Bedürfnis, oft und in kurzen Intervallen zu dösen und zu schlafen. Diese Phase der Einwilligung ist nicht mit einem glücklichen Zustand gleichzusetzen; sie ist vielmehr nahezu frei von Gefühlen. Der Schmerz scheint vergangen, der Kampf scheint vorbei, nun kommt die Zeit der „letzten Ruhe vor der langen Reise" (Kübler-Ross, 1973, S. 78). Es herrscht ein Desinteresse an den Vorgängen in der Umgebung, und ein Rückzug von der Außenwelt findet statt. Die beschriebenen Phasen werden von allen Sterbenden durchlebt. Sie dauern unterschiedlich lange und können einander überlagern. In jeder Phase ist ein Rest von Hoffnung, z.B. auf ein Heilung bringendes Medikament, enthalten.

aus: Joachim Wittkowski, Psychologie des Todes. (POC.) Wissenschaftliche Buchgesellschaft, Darmstadt 1990, S. 123f

## M 2

*Ruth Assel:*

### Umgang mit Sterbenden

Die wenigen Empfehlungen, die dem Sterbenden wirksam helfen können, sind folgende:

1. Bei ihm bleiben, ihm das Verlangen nach menschlichen Kontakten von den Augen ablesen.
2. Den Personen, die einen wichtigen Platz in seinem Leben innehaben, erlauben, mit ihm zusammen zu sein, insbesondere den Kindern, die oft genug nicht da sind, die aber dem Kranken eine große Erleichterung bedeuten können.
3. Ihm das geben, was er liebt und was er gewohnt ist, zum Beispiel seine Nahrung, seine Lieblingsgetränke, seine Kleidung. Alle Bedürfnisse befriedigen, nicht nur den Bedarf an Medikamenten.
4. Ihm Gelegenheit geben, seine Angelegenheiten zu ordnen, ein Testament zu machen, seine Schulden zu bezahlen und ihn des geistlichen Beistands versichern, den er nötig hat.
5. Sich sein Bedürfnis klarmachen, über seinen Tod zu sprechen, zu schweigen wissen, wenn es nötig ist, über „andere Dinge" reden können. Die (gläubige) Schwester sollte den Problemen, Fragen, Zweifeln des Kranken in geistlicher Hinsicht gegenüber offen sein. Ihre Rolle besteht nicht darin, ihn zu bekehren, sondern verfügbar zu sein, um auf seine Fragen in Bezug auf Gott und darüber hinaus zu antworten. Wenn sie ihm zuhört, wie er über sein Leben spricht, indem sie ihm bestätigt, dass er richtig gelebt und seine Aufgabe erfüllt hat, hilft sie ihm.

aus: J. Ziegler, Die Lebenden und der Tod. Hermann Luchterhand Verlag, Darmstadt 1977, S. 96f

## M 3

*Reinhard Tausch:*

### Sanftes Sterben

… Dieses Sorgen für sie, vor allem die körperlich-medizinische Betreuung, brachte mich manchmal an die Grenzen meiner seelischen und auch körperlichen Belastbarkeit. Andererseits spürte ich, dass mir diese sorgende Aktivität zugleich Kraft gab. Wenn ich in einer Klinik passiv hätte zusehen müssen, ohne mich aktiv um sie kümmern zu können, dann hätte ich es – äußerlich gesehen – leichter gehabt. Aber zu Hause konnte ich meine Gefühle von Liebe, Sorge und Schmerz, die ich für sie empfand, auf vielfältige Weise in Arbeit für sie, in körperlichem Kontakt mit ihr oder in Worten ausdrücken.
Und ich habe erfahren: Wenn ich in der Gegenwart lebte, hatte ich immer die Kraft, die ich in der jeweiligen Situation brauchte."
„Die Stunden bis zu ihrem Tod am Abend waren die intensivsten, die ich bei ihr oder mit ihr erlebt habe, in dem Bewusstsein, sie in wenigen Stunden körperlich zu verlieren. Aber es war auch schmerzvoll, ihr mühsames Ringen um Atem zu hören … Immer war mindestens einer von uns bei ihr im Zimmer, lag oder saß neben ihr und hielt ihre Hand oder streichelte sie."

„Als sie nicht mehr atmete, waren wir alle drei relativ ruhig. Wir weinten, streichelten und küssten sie und schlossen ihre Augen. Ihr Gesicht war entspannt. Angelika benachrichtigte dann einige nahe Verwandte. – Daniela und ich zogen ihr eine schöne Bluse, Rock und Strümpfe an. Ich hätte früher nie gedacht, dass ich dazu fähig wäre; aber ich tat es gern, ich empfand es als gut, so für sie zu sorgen. – Wir sprachen miteinander, wir weinten, fassten uns und Annemarie an. Wir hatten ein Gefühl der Ruhe und Erleichterung darüber, dass sie den Übergang geschafft hatte, dass wir ihr dabei hatten helfen können in einer Weise, wie sie und wir es uns gewünscht hatten. Ich war dankbar, dass die drei Kinder und ich sie hatten begleiten können und dass sie ohne Kampf und ohne Schmerzen gestorben war. Ihr Gesicht bekam einen schönen Ausdruck, sehr friedlich, und eine Stunde nach ihrem Tod war deutlich ein Lächeln auf ihrem Gesicht zu sehen … Da waren keine Schmerzen mehr, keine Anstrengung weiter zu leben und keine Anstrengung zu sterben, sondern einfach Frieden."

aus: Reinhard Tausch, Sanftes Sterben.

# M 1

## Hospiz – eine Begriffsbestimmung

Wer das Wort „Hospiz“ hört, denkt an ein Gasthaus. Die Hospize und Hospitäler der mittelalterlichen Städte waren Gasthäuser, die von Ordensgemeinschaften geführt wurden und in denen Pilger, Arme und Kranke Aufnahme fanden, Ruhe und Pflege. Aus dieser Tradition hat die Hospizbewegung ihren Namen genommen, und sie hat aus dieser Tradition das Bild von der Pilgerreise aufgenommen, die durchs Leben zum Sterben und in das zukünftige Leben führt. Die Hospitalität, die Gastfreundschaft, ist ein Bild für die Begleitung und Fürsorge, die dem Leib und der Seele und der Gemeinschaft gleichermaßen gilt. Die Hospizbewegung hat sich zur Aufgabe gemacht, diese Gastfreundschaft für Sterbende in unsere heutigen Lebensverhältnisse zu übersetzen. Aus der mittelalterlichen Tradition wird schließlich die Idee der Hospizgemeinschaft aufgenommen und übersetzt in die Zusammenarbeit eines Teams von spezialisierten Fachkräften und ehrenamtlichen Mitarbeitern.
Bei der Pflege der Sterbenden werden deren Wünsche nach Eigenständigkeit, Selbstbestimmung und nach einer individuellen Gestaltung ihrer Umgebung so weit wie irgend möglich ernst genommen. Angehörige können sich an der Pflege beteiligen.

aus: Dietrich Eppinger, Sterben gehört zum Leben, in: Theorie und Praxis der sozialen Arbeit, Nr. 2, 1989, S. 297

# M 2

*Elisabeth Albrecht:*

## Hospizprinzipien

„Unter Hospiz versteht man ein bestimmtes Konzept der medizinischen, pflegerischen und spirituellen Fürsorge – eine ganz bestimmte Einstellung dem Tode und der Pflege sterbender Menschen gegenüber. Es ist eine besondere Art zu sterben: Mit der tödlichen Erkrankung wird so umgegangen, dass der Patient noch angenehm weiterleben kann, bis er stirbt – umsorgt von Familie und Freunden. Und die verlassen zurückgebliebene Familie wird dann noch weiter unterstützt.“
Bei Hospizgruppen, die ihre Arbeit am Werk von Dame Cicely Saunders und damit am Hospiz St. Christopherus in London orientieren, können gemeinsame Prinzipien beschrieben werden:

1. Die Betreuung will den Bedürfnissen unheilbar Kranker, deren Lebensende sich abzeichnet, gerecht werden; sie umfasst die Sorge für die ihnen Nahestehenden, auch in der Trauerzeit. Es geht dabei nicht um die Betreuung „aller Sterbenden“, sondern derjenigen, deren Leben mit den bisherigen Unterstützungsmöglichkeiten nicht erträglich gestaltet werden konnte. Sterben wird als natürliches Lebensereignis aufgefasst, Leben also weder künstlich verlängert noch verkürzt.

2. Somit handelt es sich um eine neuartige Spezialisierung auf Problemsituationen während der letzten Lebensphase; die dabei angebotene medizinische Betreuung wird als Palliativmedizin (von lateinisch palliare = lindern) bezeichnet. Dabei wird versucht, Leiden in seiner Gesamtheit zu erfassen und Hilfestellungen anzubieten, also körperliche, seelische, spirituelle und soziale Komponenten zu beachten. Ziel ist es, dem Patienten ein beschwerdefreies (z.B. schmerzfreies) Dasein zu ermöglichen, wenn möglich dort, wo er es wünscht, häufig also zu Hause. Seine Selbständigkeit und damit seine körperlichen und geistigen Fähigkeiten sollen gefördert werden, um ein gefürchtetes Dahinsiechen durch eine erfüllte Lebensspanne bis zuletzt zu ersetzen.

3. Zur Palliativmedizin gehört ein Team aus verschiedenen Berufen. Aus dem Zusammenwirken der ärztlichen, pflegerischen, spirituellen, sozialen und physiotherapeutischen Ansätze ergibt sich die lindernde Wirkung auf den schwerstkranken Menschen. Wünschenswert ist eine Ergänzung durch Ergo- und Kunsttherapie.

4. Entscheidend für die Arbeit des Hospiz-Teams ist die Grundhaltung: Jeder Mensch ist wertvoll, unabhängig von irgendwelchen Äußerlichkeiten oder inneren Einstellungen. Der Sterbende muss dies im täglichen Umgang erfahren. Nur dadurch fühlt er sich mit seinen individuellen Wünschen verstanden, merkt er, dass er nicht zur Last fällt, sondern die notwendige Unterstützung selbstverständlich gegeben wird, weil er geliebt und akzeptiert wird. Solange ein Mensch mit erträglichen körperlichen Beschwerden dies spürt, wird er kein Verlangen nach Euthanasie äußern.

5. Die vielfältigen Aufgaben, besonders der Anspruch, Leben bis zuletzt zu ermöglichen, erfordern mehr als professionelle Hilfe: Hospize werden durch die ehrenamtlichen Mitarbeiter, die Hospizhelfer, mit Leben erfüllt. Sie unterstützen und entlasten die Angehörigen, kümmern sich um die so wichtigen kleinen Extrawünsche, haben Zeit und Ideen, kurz: bringen Leben in oft bedrückende Situationen.

6. Hospize sehen sich als „Lobby“ für Sterbende. Das Mitarbeiterteam und die Hospizhelfer werden weitergebildet, um mit den Problemen Sterben, Tod und Trauer selbst besser umgehen zu können. Es gilt jedoch auch, diesen Tabubereich im medizinischen Sektor wie auch im öffentlichen Bewusstsein anzugehen – schon allein, um eine Isolierung der Hospizarbeit zu vermeiden. Deshalb bieten Hospizgruppen einerseits fachspezifische Fortbildungen im Bereich der Palliativmedizin für im Gesundheitswesen Tätige an, andererseits versuchen sie, mit Veranstaltungen und Publikationen der Tabuisierung dieses Bereichs in der Öffentlichkeit entgegenzuwirken.

aus: Hospiz-Sterbenden helfen, Begleitbuch zur gleichnamigen Filmreihe von G. Stingl et al., München 1991, S. 66-67.

## M 3

*Reiner Flöck:*

### Geh nicht ohne Zorn in diese schöne dunkle Nacht –

*Erlebnisse als pflegender Seelsorger im St. Christopher's Hospiz London*

Das St. Christopher's in London ist für die meisten Bewohner dieser Metropole doch sehr suspekt.
Es ist eine der schönsten und modernsten Kliniken Londons – aber hinter vorgehaltener Hand wird getuschelt: „Wer da mal rein muss, kommt nie mehr raus!!!“
Diese Meinung kommt nicht von ungefähr, denn das St. Christopher's ist das bekannteste Hospiz der Welt.
Die Patienten, die sich hier befinden, wissen alle: *Wir sind unheilbar krank und werden nur noch wenige Wochen oder Monate leben.*
Mit einigem Herzklopfen mache ich mich im Februar 1992 auf den Weg, um im St. Christopher's für die nächsten 6 Monate als pflegender Seelsorger zu arbeiten.
Als ich dort ankomme, bin ich völlig baff! Ich habe an dieser Endstation des Lebens eine gedrückte schwere Stimmung erwartet – aber Pustekuchen!!! Über die Gänge rennen spielende Kinder, aus einigen Räumen höre ich lautes Lachen, im Schwesternzimmer sitzt aber auch eine weinende Frau. Die Krankenzimmer hängen voller lustiger und trauriger Bilder. Alles wirkt hell, freundlich, spannungsgeladen und *lebendig*. Schon jetzt ahne ich, was am Ende meines Praktikums zur Gewissheit wird: Das hier ist keine Endstation des Lebens. Ich habe keinen Ort gefunden, an dem intensiver gelebt wurde, als im St. Christopher's Hospiz.
Durch das Bewusstsein, nichts mehr verlieren zu können, machen viele Patienten aus ihrem Herzen keine Mördergrube und zeigen ihre wahren Gefühle.
John, der erste Patient, dem ich begegne, lässt mich das auch gleich spüren. Er ist 53 Jahre alt, leidet an Darmkrebs und ist heute ganz schlecht drauf. Auf meine vorsichtige Nachfrage nach seinem Befinden, antwortet er schlicht und ergreifend: „Hau ab und lass mich in Frieden!!! John hasst es, wenn man ihm zu viel abnehmen möchte, und begegnet daher jedem neuen Helfer mit viel Misstrauen. Zu oft hat er erfahren, dass man ihm, dem armen Sterbenden nichts mehr zumuten will, und jeden Handgriff abnimmt.
Aber John will die letzten Wochen, die ihm noch bleiben intensiv leben. Starke Betäubungsmittel helfen ihm, seine Schmerzen nicht zu sehr zu spüren. Aber er achtet sehr genau darauf, nicht zu viel davon zu bekommen, denn er will noch alles genau mitkriegen, was um ihn herum vorgeht.
Jane, seine Frau, holt ihn jeden Freitag ab und sie verbringen das Wochenende miteinander.
Auch Clem, ein 30-jähriger Mann, würde gerne das Wochenende zu Hause bei seiner Familie verbringen, das geht leider nicht mehr. Er leidet an einer unheilbaren Erkrankung des Nervensystems. Die Verbindung zwischen Gehirn und Muskulatur wird von Tag zu Tag schwächer. Als ich ihm zum ersten Mal begegne, bin ich geschockt. Der 1,90 m große Mann sitzt völlig hilflos in einem Rollstuhl. Die Schwäche seiner Muskulatur lässt seinen Oberkörper immer wieder nach vorne kippen. Vor einem Jahr war er noch ein viel umjubelter kraftstrotzender Fußballstar – jetzt ist er körperlich so schwach, dass er kaum mehr gehen oder sprechen kann. Dabei blitzen seine Augen noch voller Energie und verraten, dass er geistig noch putzmunter ist. Seine Muskulatur kann aber seine Gedanken nicht mehr umsetzen. Als ich ihn so dasitzen sehe, fühle ich mich völlig hilflos, setze mich aber neben ihn und sage erst mal nichts. Er schaut mich mit seinen großen Augen an und murmelt etwas. Ich kann ihn nicht verstehen und würde so viel dafür geben, wenn ich es doch könnte!!!
Die nächsten Tage und Wochen machen wir ganz kleine Fortschritte und finden Verständigungsmöglichkeiten. Wir machen miteinander Augenzwinker-Signale aus. Einmal Zwinkern bedeutet Ja – zweimal Zwinkern Nein. Auf diese Weise entdecken wir gemeinsame Hobbys: z.B. Fußball. Sein Fußballverein, Tottenham Hotspurs, hat ihn immer wieder zu Liga-Spielen eingeladen, doch Clem wollte nicht, dass ihn seine alten Freunde im Rollstuhl sehen. Aber jetzt spürt er, dass er nicht mehr lange leben wird, und will es noch einmal packen. Ich begleite Clem zu seinem letzten Fußballspiel: Tottenham Hotspurs gegen Arsenal London. Es wird ein sehr schlechtes und eigentlich langweiliges Spiel. Doch Clem sitzt da und lächelt – für ihn zählt nur: Er ist noch einmal in seinem Stadion. Exkursionen wie diese werden im Hospiz gerne unterstützt – nicht von wegen: Hier kommt man nicht mehr raus. Für Patienten, die noch fit genug sind, werden Ausflüge ins Theater, Naturparks oder zu Ausstellungen organisiert.
Deshalb unterstützt die Hospiz-Leitung mich auch in der Idee, mit Patienten Tanzen gehen zu wollen.
Viele Patienten hatten mir nämlich davon erzählt, wie gerne sie doch früher tanzen waren und es doch so gerne noch einmal tun würden. Als wir dann mit einer Gruppe von acht Patienten in einer renommierten Londoner Tanzschule erscheinen, erregen wir sofort großes Aufsehen. Wer kommt schon an Krücken oder im Rollstuhl zum Tanztee?! Im Saal befinden sich ungefähr 100 Tanzwütige und schnell spricht es sich zwischen ihnen herum, dass die Todgeweihten aus dem St. Christopher's Hospiz da sind. Das hat es bisher noch nicht gegeben!!! Völlig fassungslos beobachten sie, wie die 80-jährige Mary, die an unheilbarem Magen-Krebs leidet, einen technisch perfekten Tango hinlegt. Auch die anderen Patienten zeigen, was sie tänzerisch so drauf haben, und kommen dabei mit den gesunden Tänzern ins Gespräch. Es ist erstaunlich, welche Energie die Patienten ausstrahlen! Ich habe selten so lebendige Menschen getroffen, wie die sterbenden Menschen im St. Christopher' Hospiz.

Tango-Tänzerin Mary fällt wenige Tage später in ein Koma, doch wir können alle spüren, dass sie noch nicht sterben will: Wie in einem Alptraum wimmert sie laut vor sich hin. Die Ärzte stehen vor einer Frage, die für sie jeden Tag bei jedem Patient ein immer neuer Balance-Akt ist: Geben wir Mary mehr Betäubungsmittel oder nicht?! Für das Pflegepersonal wäre es natürlich leichter, mit einer ruhigen Mary umzugehen. Aber würde sie das wollen? Will sie nicht ihren Todeskampf kämpfen? – Sie will kämpfen! Und erwacht nach einigen Tagen wieder aus ihrem Koma. Mary will nicht sterben und lässt es uns spüren! Voller Aggression schmeißt sie alles um, was auf ihrem Nachttisch steht. Sie und viele andere Hospizpatienten passen so gar nicht in das Bild von Sterbenden, wie es in einigen Büchern nachzulesen ist: Dort akzeptieren Sterbende, dass ihr letztes Stündlein geschlagen hat und schlafen friedlich ein.
Nein!!! Die Sterbenden hier erleben ihre letzten Tage selten friedlich – sie kämpfen!!!
Mary will noch länger leben und kämpft um jeden Tag – Maggie dagegen kämpft darum, endlich sterben zu können!!! Seit 2 Wochen hat sie mit dem Leben abgeschlossen, aber sie kann nicht sterben. Sie ist sehr zornig und schreit mich an: Warum will mich Gott nicht haben??? Auch bei vielen anderen Patienten spüre ich Wut und Enttäuschung über ihre Situation. Ein Pfleger, der schon lange im Hospiz arbeitet, schenkt mir zu meinem Abschied ein Gedicht des Schriftstellers Dylan Thomas. Es heißt frei übersetzt: Geh nicht ohne Zorn in diese schöne dunkle Nacht.
Die meisten der Patienten in St. Christopher's gehen nicht ohne Zorn in ihre (vielleicht) schöne dunkle Nacht – wenn man sie lässt und nicht von ihnen erwartet friedlich zu sterben.

aus: „Lebendige Seelsorge", Heft 6/1995

# M 1

## Ist das denn nicht mein Leben?

„Ist das denn nicht mein Leben“ ist der Titel eines Theaterstücks von Brian Clark, das die Problematik der Lebensverlängerung um jeden Preis thematisiert:
Ken Harrison, ein Bildhauer und Lehrer an einer Kunstakademie wurde bei einem Verkehrsunfall schwer verletzt. Unter Aufwendung aller medizinisch-technischen Mittel konnte sein Leben gerettet werden, er ist jedoch bis zum Kopf querschnittsgelähmt: Ken Harrison wird sich niemals wieder bewegen können, er wird nie wieder als Bildhauer oder Lehrer arbeiten können. Vielmehr liegt er seit dem Unfall an Schläuche und Apparate angeschlossen auf der Intensivstation eines Krankenhauses, nur durch die intensivmedizinische Versorgung kann er am „Leben“ bleiben.
„Wenn ich kein Mensch sein kann – eine technische Errungenschaft will ich nicht sein“, mit diesen Worten verlangt Ken Harrison nach sechs Monaten, aus dem Krankenhaus entlassen zu werden. Er weiß, dass er ohne die medizinische Versorgung sterben muss – er trifft diese Entscheidung dennoch, da ihm sein Leben nicht mehr lebenswert erscheint.
Die Ärzte des Krankenhauses akzeptieren diese Entscheidung jedoch nicht. Stattdessen versuchen sie alles, was in ihrer Macht steht, um Ken Harrison am Leben zu erhalten: Ein Psychiater wird hinzugezogen, der Ken Harisson aufgrund seiner Depressionen und seines psychischen Zustandes für entscheidungsunfähig erklärt.
Ken Harrison kämpft um sein Recht auf eine freie Entscheidung, ob er sterben darf oder leben muss. Er zieht einen Anwalt hinzu, ein weiterer Psychiater bescheinigt ihm seine Zurechnungsfähigkeit. Das Krankenzimmer der Intensivstation wird zum Tribunal…
Brian Clarks Vorstellung eines künstlich erhaltenen sinnlosen, vielleicht quälenden Lebens ist keine Fiktion.
Peter Quinque ist 41 Jahre alt. Er leidet an Diabetes, darüber hinaus an Magengeschwüren und einer Kreislaufschwäche. In Folge seiner Zuckerkrankheit ist er erblindet, beide Beine mussten amputiert werden. Zur künstlichen Blutreinigung ist er an ein Dialysegerät angeschlossen. Seine Erkrankungen bereiten ihm vielfach große Schmerzen.
Aufgrund dieser Situation wünscht sich Peter Quinque sterben zu dürfen. Nach einer Unterredung mit einigen Geistlichen sowie dem Psychiater des Krankenhauses, in dem er behandelt wird, fordert Peter Quinque seine behandelnden Ärzte auf, künftig auf die künstliche Blutwäsche zu verzichten und ihn sterben zu lassen. Diese Erklärung gibt er schriftlich in Anwesenheit von fünf Zeugen ab. Trotzdem versucht sich die Krankenhausverwaltung, Peter Quinques Wünschen zu widersetzen, und erhebt Einspruch vor Gericht.
Im Rahmen einer Gerichtsverhandlung wird entschieden, dass die Blutwaschmaschine abgestellt werden muss – Peter Quinque stirbt auf der Intensivstation des Krankenhauses.
Diese Begebenheit ist kein erfundener Stoff eines Theaterstücks, sondern Realität. Peter Quinque wurde im Jahr 1982 in einem Krankenhaus von Mineola im US-Staat New York am Leben gehalten, bis er sterben durfte.
Der Fall Peter Quinque ist sicher kein Einzelfall. Die Fortschritte im Bereich der Medizin haben die Möglichkeiten der Lebenserhaltung und -verlängerung entscheidend verbessert. Die Grenzen des Machbaren sind fast ins Grenzenlose verschoben. Es ist allerdings in Frage zu stellen, ob das Machbare auch immer wünschenswert und ethisch vertretbar erscheint.

Die Autorin

# M 2

*Marianne Arndt:*

## Sterbehilfe

In der Rechtsprechung aller Völker und Zeiten wurde der von Menschen herbeigeführte Tod eines anderen Menschen im Allgemeinen als Mord bezeichnet und geahndet. Grundsätzlich gilt das Gebot „Du sollst nicht töten“. Allerdings wurden die Umstände und sozialen Gegebenheiten der Tötung eines anderen Menschen unterschiedlich beurteilt.
Die Rechtsprechung differenziert nach den im Strafgesetzbuch (StGB 1, §§ 211, 212, 216, 222) unterschiedenen Straftatbeständen „Mord“, „Totschlag“, „Tötung auf Verlangen“ und „Fahrlässige Tötung“:

§ 211. Mord.
(1) Der Mörder wird mit lebenslanger Freiheitsstrafe bestraft.
(2) Mörder ist, wer
aus Mordlust, zur Befriedigung des Geschlechtstriebs, aus Habgier oder sonst aus niedrigen Beweggründen, heimtückisch oder grausam oder mit gemeingefährlichen Mitteln oder um eine andere Straftat zu ermöglichen oder zu verdecken,
einen Menschen tötet.
§ 212. Totschlag.
(1) Wer einen Menschen tötet, ohne Mörder zu sein, wird als Totschläger mit Freiheitsstrafe nicht unter fünf Jahren bestraft.
(2) In besonders schweren Fällen ist auf lebenslange Freiheitsstrafe zu erkennen.
§ 216. Tötung auf Verlangen.
(1) Ist jemand durch das ausdrückliche und ernstliche Verlangen des Getöteten zur Tötung bestimmt worden, so ist auf Freiheitsstrafe von sechs Monaten bis zu fünf Jahren zu erkennen.
(2) Der Versuch ist strafbar.
§ 222. Fahrlässige Tötung.
Wer durch Fahrlässigkeit den Tod eines Menschen verursacht, wird mit Freiheitsstrafe bis zu fünf Jahren oder mit Geldstrafe bestraft.

*Sterbehilfe*

Auch hierzu sollen zunächst einige zentrale Begriffe geklärt werden:

Sterbehilfe kann als Beistand im physischen, aber auch im sozialen und psychischen Sinne verstanden werden, um den Übergang vom Leben zum Tod würdig zu gestalten. So gesehen handelt es sich mehr um Lebenshilfe als um Sterbehilfe, denn Sterben ist ein Teil des Lebens, wenn auch der letzte.

Passive oder indirekte Sterbehilfe ist das Unterlassen von außerordentlichen, lebensverlängernden Maßnahmen bei sterbenden Patienten.

Aktive oder direkte Sterbehilfe bezeichnet das Töten von Patienten aus Mitleid oder auch die Beihilfe zur Selbsttötung. Dies wird im Allgemeinen auch als Euthanasie bezeichnet. Der aktiven Sterbehilfe kommt im medizinisch/pflegerischen Bereich eine besondere Bedeutung zu. Wenn ein Tier krank ist und keine Aussicht auf Heilung besteht, dann ist ein „Gnadentod" für das Tier ein Akt mitfühlenden Handelns. Im Bereich menschlicher Krankheit, menschlichen Leidens und Sterbens entstand besonders auf dem Hintergrund sich immer weiter entwickelnder Therapiemöglichkeiten die Frage, ob es nicht auch für den leidenden Menschen einen Punkt gibt, an dem ihm geholfen werden muss, sein Sterben zu erleichtern, sein Leben zu beenden und den Tod zu finden.

Nach dem deutschen Strafrecht darf niemand einen anderen Menschen töten. Die Rechtslage ist in der Frage der Sterbehilfe kompliziert.

In einem Kommentar zu deutschen Rechtslage sagt Hans Böhme:

„Direkte aktive Sterbehilfe ohne Schmerzlinderungsabsicht ist vorsätzliche Tötung, und zwar entweder Mord oder Totschlag.

Direkte aktive Sterbehilfe durch Tötung als Mittel der Schmerzbeseitigung ist auch dann strafbar, wenn der Patient dies ausdrücklich wünscht.

Indirekte aktive Sterbehilfe zur Schmerzlinderung mit lebensverkürzender Nebenwirkung ist straffrei, wenn die Schmerzlinderung im Vordergrund steht und die Lebensverkürzung nur ungern in Kauf genommen wird."

Hier werden zwei sich gegenüberstehende Werte deutlich: einmal das Recht des Patienten, zum anderen die moralische Pflicht des Helfers. Der Helfer gerät bei der Frage um die aktive Sterbehilfe in einen Konflikt zwischen dem Selbstbestimmungsrecht des Patienten und seiner moralischen Pflicht zum Schutz und zur Erhaltung des Lebens.

Die Diskussion um aktive Sterbehilfe ist aber nicht einfach zu beenden. Nur ca. 15% der Bevölkerung befürworten die Bestrafung eines Arztes, der unter besonderen Umständen Sterbehilfe leistet. Das Allensbacher Institut für Demoskopie machte 1984 entsprechende Umfragen im Zusammenhang mit der Handlung Professor Julius Hackethals, der einer Patientin, die an Gesichtskrebs litt, Zyankali verschaffte. Die Bitte von schwerstkranken Patienten, von ihrem Leiden erlöst zu werden, ist sicher nicht in erster Linie zu verstehen als ein Wunsch nach aktiver Euthanasie. Hinter dem Wunsch zu sterben verbirgt sich vielfach der Wunsch, ein unerträglich erscheinendes Leben zu verändern. Deshalb ist eine solche Bitte zuerst zu verstehen als Frage nach einer besseren medizinischen, pflegerischen und menschlichen Begleitung des Sterbeprozesses.

Christliche Überzeugung sieht Leben als Aufgabe in allen Phasen. Wir haben die Aufgabe, einander zum Leben zu helfen und das Leben lebenswert zu machen. Das gilt auch für den Teil des Lebens, der zum Tode führt. Vielleicht erweist sich gerade hier, an der Grenze des Ertragbaren, für den Sterbenden gleichermaßen wie für den Helfer diese Bedeutung und Aufgabe unseres Lebens als hilfreich und tragend.

aus: Leben, Leid, Sterben, Trauer. Lambertus Verlag, Freiburg 1990, S. 30f

# M 3

## Wir haben das Recht, um Sterbehilfe zu ersuchen

„Wer vor Zeiten etwa an einer Blinddarmentzündung starb oder an einer Blutvergiftung, wird heute nicht sterben müssen deswegen; schon mit Impfungen widersetzen wir uns Gottes unerforschlichem Ratschluß oder mit Antibiotika und mit der Chirurgie ohnehin. Und das tun wir ohne Skrupel. Auch der Papst hat seine Leibärzte. Aber über dem Freitod bleibt ein Odium, das christliche. Als sei die Emanzipation, die wir uns längst angemaßt haben, plötzlich wieder aufzugeben, sollen wir von der Stunde an, da die Medizin nichts mehr vermag, wieder einen Gottvater einsetzen, der das biologische ‚Timing' übernimmt. Das ist intellektuell unredlich. Dann müßten wir auch das Kindbettfieber wieder einführen und sämtliche Seuchen. Ich meine: Wir haben das Recht, über unser Ableben zu bestimmen, wann immer es unseren Nächsten gegenüber sich verantworten läßt, und somit haben wir das Recht, um Sterbehilfe zu ersuchen.

aus: M. Frisch: Wer vor Zeit … , Gesammelte Schriften in zeitlicher Folge. © Suhrkamp Verlag, Frankfurt am Main 1976

## M 4

## Patiententestament

### Patienten-Testament

Das Patienten-Testament geht zurück auf **Prof. Dr. Wilhelm Uhlenbruck.**
Erstveröffentlichung: **Neue Juristische Wochenschrift (NJW)** Heft 12, 197

Ich habe ein **Patienten-Testament** errichtet.
Bitte benachrichtigen Sie im Falle meiner Bewusstlosigkeit die **umseitig** angegebene Person.
**Meine** Adresse / My adress:
Name
Straße
Ort
Telefon

MUSTER

**I. Personalien**

Vor- und Zuname ______ Geb.Datum ______

Straße/Hausnr. ______ Telefon ______

PLZ/Wohnort ______

Blutgruppe ______ Rh ______ Rh-Formel ______

**II. Anamnestische Angaben**

(Notwendige Einzelheiten finden sich gegebenenfalls auf einem angehängten Zusatzblatt)

1. Wichtige Vorerkrankungen

______

______

2. Tetanusschutzimpfungen

Präparat ______ Dosis ______ Datum ______

3. Sonstige Impfungen

Präparat ______ Dosis ______ Datum ______

4. Kontraindikationen / Empfindlichkeiten / Allergien

______

5. Toleranz hinsichtlich Narkotika

a) Tablettengewöhnung Art ______

b) Alkoholgewöhnung leicht / mittel / stark ______

c) Sonstige Suchtkrankheiten Art ______

**III. Besondere Hinweise**

1. Zu benachrichtigen und über meinen Zustand aufzuklären sind:

______

2. Auskünfte durch den behandelnden Arzt dürfen erteilt werden an:

______

3. Es sind folgende Personen durch nachstehende Unterschrift ausdrücklich **bevollmächtigt**, zu medizinisch indizierten Eingriffen für mich die **Zustimmung** zu **erteilen** oder eine solche **verweigern**:

______



**IV.**

Unabhängig vorstehender Ermächtigung Dritter, zu dringend indizierten ärztlichen Eingriffen im Falle meiner Bewusstlosigkeit für mich die notwendige Zustimmung zu erteilen, erkläre ich hiermit, nachdem ich mich über die medizinische Situation und rechtliche Bedeutung einer solchen Erklärung ausführlich informiert habe, dass ich im Falle **irreversibler Bewusstlosigkeit**, wahrscheinlicher **schwerer Dauerschädigung des Gehirns** (Decerebration) oder des **dauernden Ausfalls lebenswichtiger Funktionen** meines Körpers oder bei **infauster Prognose** hinsichtlich meiner Erkrankung mit einer **Intensivtherapie** oder **Reanimation nicht einverstanden bin.** Für den Fall, dass durch eine solche ärztliche Maßnahme nicht mehr erreicht werden kann als eine Verlängerung des Sterbevorganges oder eine Verlängerung des Leidens, **verweigere ich hiermit ausdrücklich die Zustimmung** zu irgendwie gearteten ärztlichen Eingriffen, zumal wenn sie mit erheblichen Schmerzen verbunden sind.

MUSTER

______

______

**V.**

Sollten Diagnose und Prognose von mindestens zwei Fachärzten ungeachtet der Möglichkeit einer Fehldiagnose ergeben, dass meine Krankheit **zum Tode führen** und mir nach aller Voraussicht **große Schmerzen** bereiten wird, so wünsche ich keine weiteren diagnostischen Eingriffe und **keine Verlängerung meines Lebens** mit den Mitteln der Intensivtherapie. Sollte ich eine Hirnverletzung oder eine Gehirnerkrankung haben, durch die meine normalen geistigen Funktionen schwer wiegend und irreparabel geschädigt worden sind, so bitte ich um **Einstellung der Therapie**, sobald durch mindestens zwei Fachärzte festgestellt wird, dass ich künftig nicht mehr in der Lage sein werde, ein menschenwürdiges und **selbstbestimmtes** Dasein zu führen.

**VI.**

Vorstehende Erklärungen stellen keinen allgemeinen Verzicht auf die mir vertraglich zustehende ärztliche Behandlung dar. **Sie beschränken vielmehr meine Einwilligung in die ärztliche Heilbehandlung auf eine Linderung von Leiden und Beschwerden** für den Fall, dass ein Hinausschieben des Todes für mich eine nicht zumutbare Verlängerung des Leidens bedeuten würde und das Grundleiden mit infauster Prognose einen irreversiblen Verlauf genommen hat. Wenn ich die Ärzte bitte, das Recht auf einen mir gemäßen Tod zu achten, so heißt das nicht, dass ich damit die ärztliche Hilfe und Behandlung in der Form ausreichender Medikation und Leidensminderung ablehne.
**Vielmehr setze ich mein Vertrauen in eine vom Arzt anzuordnende schmerzlindernde Medikation**, auch wenn sie zur Bewusstseinsausschaltung oder wegen ihrer vom Arzt nicht beabsichtigten Nebenwirkungen zu einem früheren Ableben führen sollte.

**VII.**

Zur eigenen Absicherung sei meinen Ärzten empfohlen, dieses Patienten-Testament zu den Krankenunterlagen zu nehmen und im Krankenblatt zu vermerken, dass eine Intensivtherapie oder Reanimation angesichts des Befundes nur noch der nutzlosen Sterbensverlängerung gedient hätte.

**VIII.**

Für den Fall des klinischen Todes und der Berücksichtigung meines vorstehend geäußerten Willens bin ich mit **der Entnahme von Organen - nicht - einverstanden**, soweit sie dazu dient, ein anderes Leben zu retten oder zu erhalten.

______
Ort Datum Unterschrift

**Diese Willenserklärung wurde zur Bekräftigung erneuert:**

______
Ort Datum Unterschrift

______
Ort Datum Unterschrift



Bitte benachrichtigen Sie:
In case of emergency please contact the following adress:
Name
Strasse
Ort
Telefon
Alle Rechte bei: Verlag Klaus Vahle · Eisenacher Str. 76 · 10823 Berlin

# M 1

## Fragebogen Auseinandersetzung mit Tod und Sterben

Bitte ergänzen Sie die beiden folgenden Sätze.

Schreiben Sie bitte nieder, was Ihnen spontan zu dem jeweiligen Satzanfang einfällt, welche Gedanken Ihnen unmittelbar in den Sinn kommen.

1. Der Tod ist …

________________________________________

________________________________________

________________________________________

________________________________________

________________________________________

________________________________________

________________________________________

________________________________________

2. Wenn ich an den Tod denke, empfinde ich …

________________________________________

________________________________________

________________________________________

________________________________________

________________________________________

________________________________________

________________________________________

________________________________________

3. Finden Sie, dass in unserer Gesellschaft im Allgemeinen offen mit dem Thema „Tod“ umgegangen wird?

| Ja | | | Nein |
|---|---|---|---|

4. Sind Sie mit dem Umgang mit Tod und Sterben in unserer Gesellschaft zufrieden?

| Ja | | | Nein |
|---|---|---|---|

5. Ich wünsche mir einen offeneren Umgang mit dem Thema „Tod und Sterben“ in unserer Gesellschaft.

| Ja | | | Nein |
|---|---|---|---|

6. Ich halte eine Beschäftigung mit Tod und Sterben für sinnlos und überflüssig.

| Stimmt | | | Stimmt nicht |
|---|---|---|---|

7. Beschäftigt Sie der Gedanke an Ihren eigenen möglichen Tod?

| Nein, nie | | | Ja, oft |
|---|---|---|---|

8. Der Gedanke an meinen Tod ist für mich so schrecklich, dass ich versuche, ihn zu vermeiden und aus dem Bewusstsein zu verdrängen.

| Stimmt | | | Stimmt nicht |
|---|---|---|---|

9. Ich denke, auch in meinem Alter ist es wichtig, sich mit dem Tod auseinander zu setzen.

| Stimmt | | | Stimmt nicht |
|---|---|---|---|

10. Ich denke, mit Tod und Sterben braucht man sich erst im (höheren) Alter auseinander zu setzen.

| Stimmt | | | Stimmt nicht |
|---|---|---|---|

11. In der BRD sterben laut Statistik jährlich über 10 000 Menschen im Straßenverkehr. Machen Sie sich manchmal bewusst, dass Sie darunter sein könnten?

| Nein, nie | | | Ja, oft |
|---|---|---|---|

12. Haben Sie so etwas wie ein Testament geschrieben?
( ) Ja
( ) Nein

13. Haben Sie schon darüber nachgedacht, ein Testament oder Ähnliches zu schreiben?

| Nein, nie | | | Ja, oft |
|---|---|---|---|

14. Beschäftigt Sie der Gedanke, dass ein Mensch, den Sie lieb haben, sterben könnte?

| Nein, nie | | | Ja, oft |
|---|---|---|---|

15. Der Gedanke, dass ein Mensch, den ich sehr lieb habe, sterben könnte, macht mir große Angst.

| Stimmt | | | Stimmt nicht |
|---|---|---|---|

16. Der Gedanke an den Tod und die zeitliche Begrenztheit des Lebens macht einem bewusst, was und wer einem im Leben wirklich wichtig ist.

| Stimmt | | | Stimmt nicht |
|---|---|---|---|

17. Interessieren Sie sich für Literatur (Romane, Erzählungen etc.) und/oder Berichte in Zeitschriften und Zeitungen zum Thema „Tod"?

| Ja, ich lese so etwas oft | | | Nein, ich lese so etwas nie |
|---|---|---|---|

18. Sprechen Sie mit Ihren Eltern oder anderen Erwachsenen über Tod und Sterben?

| Nein, nie | | | Ja, oft |
|---|---|---|---|

19. Sprechen Sie mit Ihren FreundInnen oder anderen Gleichaltrigen über Tod und Sterben?

| Stimmt | | | Stimmt nicht |
|---|---|---|---|

20. Ich habe Hemmungen, mit anderen Menschen über meine Gedanken und Gefühle zu Tod und Sterben zu sprechen.

| Stimmt | | | Stimmt nicht |
|---|---|---|---|

21. Ich denke, mit anderen Menschen über Tod und Sterben zu sprechen, kann einem helfen, die Angst vor dem Tod zu bewältigen.

| Stimmt | | | Stimmt nicht |
|---|---|---|---|

22. Über den Tod weiß doch keiner Bescheid, warum sollte man darüber reden?

| Stimmt | | | Stimmt nicht |
|---|---|---|---|

23. Denken Sie manchmal über den Sinn Ihres Lebens nach?

| Nein, nie | | | Ja, oft |
|---|---|---|---|

24. Das Bewusstsein vom Tod und von der zeitlichen Begrenztheit des Lebens ist wichtig, damit man erkennt, was man im Leben will, damit man sein Leben bewusst gestaltet.

| Stimmt | | | Stimmt nicht |
|---|---|---|---|

25. Angesichts des Todes erscheint mir das ganze Leben sinnlos.

| Stimmt | | | Stimmt nicht |
|---|---|---|---|

26. Ich kann jederzeit sterben/vom Tod betroffen sein. Darum versuche ich möglichst, wichtige Dinge in meinem Leben nicht auf später zu verschieben.

| Stimmt | | | Stimmt nicht |
|---|---|---|---|

27. Bei dem Gedanken an meinen möglichen Tod bin ich dankbar für jeden Tag und versuche möglichst, etwas Schönes zu erleben.

| Stimmt | | | Stimmt nicht |
|---|---|---|---|

28. Wenn meine Eltern heute bei einem Autounfall ums Leben kommen würden, hätte ich das Gefühl, ihnen wichtige Dinge nicht gesagt zu haben.

| Stimmt | | | Stimmt nicht |
|---|---|---|---|

29. Wenn ich heute sterben müsste, würde mich der Gedanke bedrücken, dass ich einigen Menschen nicht gesagt habe, wie viel sie mir bedeuten.

| Stimmt | | | Stimmt nicht |
|---|---|---|---|

30. Wenn meine Eltern heute bei einem Autounfall ums Leben kommen würden, täte es mir Leid, dass wir nicht anders miteinander umgegangen sind.

| Stimmt | | | Stimmt nicht |
|---|---|---|---|

31. Wenn ich heute sterben würde, wäre ich mit meinem (bisherigen) Leben zufrieden und hätte nicht das Gefühl, etwas versäumt zu haben.

| Stimmt | | | Stimmt nicht |
|---|---|---|---|

32. Ich habe Angst vor dem Tod.

| Stimmt | | | Stimmt nicht |
|---|---|---|---|

33. Wären Sie gerne unsterblich?

| Ja | | | Nein |
|---|---|---|---|

34. Ich vermeide bewusst riskantes Verhalten und Situationen, die (lebens-)gefährlich sein könnten.

| Stimmt | | | Stimmt nicht |
|---|---|---|---|

35. Ich fahre manchmal Auto oder Motorrad (als FahrerIn oder BeifahrerIn), ohne mich anzuschnallen/oder einen Helm aufzusetzen.

| Nein, nie | | | Ja, oft |
|---|---|---|---|

36. Bei sexuellen Kontakten bestehe ich darauf, Kondome zu benutzen, um mich und meinen Partner/meine Partnerin vor Aids zu schützen.

| Nein, nie | | | Ja, oft |
|---|---|---|---|

37. Ich verhalte mich im Straßenverkehr leichtsinnig, z.B. fahre ich Auto, obwohl ich Alkohol getrunken habe, und fahre bei Leuten mit, die etwas getrunken haben.

| Nein, nie | | | Ja, oft |
|---|---|---|---|

38. Ich habe keine Angst vor dem Tod.

| Stimmt | | | Stimmt nicht |
|---|---|---|---|

39. Angenommen, ein Freund/eine Freundin wäre unheilbar an Krebs erkrankt. Wenn möglich, würde ich vermeiden, mit ihm/ihr zu sprechen.

| Stimmt | | | Stimmt nicht |
|---|---|---|---|

40. Angenommen, eine Freundin/ein Freund wäre unheilbar an Krebs erkrankt. Ich wüsste nicht, was ich ihr/ihm sagen könnte, wie ich ihr/ihm helfen könnte.

| Stimmt | | | Stimmt nicht |
|---|---|---|---|

41. Ich könnte mit Sterbenden über ihren bevorstehenden Tod und ihre Gefühle reden.

| Stimmt | | | Stimmt nicht |
|---|---|---|---|

42. Wenn ein Freund/eine Freundin im Krankenhaus im Sterben läge, würde ich ihn/sie besuchen.

| Nein, nie | | | Ja, oft |
|---|---|---|---|

43. Ich kann mir gar nicht vorstellen, eines Tages nicht mehr zu leben.

| Stimmt | | | Stimmt nicht |
|---|---|---|---|

44. Ich kann akzeptieren, dass ich nur eine begrenzte Zeit zum Leben habe.

| Stimmt | | | Stimmt nicht |
|---|---|---|---|

45. Ich will zwar nicht jetzt sterben, aber ich bin froh, eines Tages zu sterben.

| Stimmt | | | Stimmt nicht |
|---|---|---|---|

46. Die Qualität meines Lebens ist mir wichtiger als die Dauer des Lebens.

| Stimmt | | | Stimmt nicht |
|---|---|---|---|

47. Der Gedanke, wie kurz das Leben ist, beunruhigt mich.

| Stimmt | | | Stimmt nicht |
|---|---|---|---|

48. Angenommen, der Vater einer Freundin/eines Freundes wäre gerade bei einem Verkehrsunfall ums Leben gekommen. Ich würde es möglichst vermeiden, diese Freundin/den Freund zu treffen.

| Stimmt | | | Stimmt nicht |
|---|---|---|---|

49. Angenommen, der Vater einer Freundin/eines Freundes wäre gerade bei einem Verkehrsunfall ums Leben gekommen. Ich wüsste nicht, was ich ihr/ihm sagen sollte, wie ich sie/ihn trösten könnte.

| Stimmt | | | Stimmt nicht |
|---|---|---|---|

50. Der Vater eines Freundes/einer Freundin ist gerade ums Leben gekommen. Ich würde den Freund/die Freundin besuchen.

| Nein, nie | | | Ja, oft |
|---|---|---|---|

51. Ich könnte mit Trauernden über ihren Verlust und ihre Trauer sprechen.

| Stimmt | | | Stimmt nicht |
|---|---|---|---|

52. Beschäftigt Sie manchmal der Gedanke, was nach dem Tod sein wird?

| Nein, nie | | | Ja, oft |
|---|---|---|---|

53. Die Unsicherheit, was nach dem Tod sein wird, beunruhigt mich.

| Stimmt | | | Stimmt nicht |
|---|---|---|---|

54. Welcher Aussage würden Sie zustimmen (nur eine Antwort).

( ) ich glaube, der Tod ist das absolute Ende der individuellen Existenz
( ) ich glaube, es gibt eine – wie auch immer geartete Existenz nach dem Tod.
( ) ich bin nicht sicher, was ich glauben kann.

55. Für mich ist der Tod das Schlimmste im Leben.

| Stimmt | | | Stimmt nicht |
|---|---|---|---|

56. Für mich ist der Tod ein Ausweg aus einem Leben voller Schwierigkeiten.

| Stimmt | | | Stimmt nicht |
|---|---|---|---|

57. Ich denke, dass einige Erfahrungen im Leben schlimmer sind als der Tod.

| Stimmt | | | Stimmt nicht |
|---|---|---|---|

58. Stellen Sie sich vor, bei Ihnen würde eine unheilbare Krankheit festgestellt und Sie hätten nur noch drei Monate zu leben. Wie würden Sie diese Zeit verbringen, was würden Sie unbedingt noch tun wollen?

________________________________________
________________________________________
________________________________________
________________________________________
________________________________________

Vielen Dank für Ihre Mitarbeit! Die Autorin

## M 1

### Neugier

„Die meisten Menschen schlagen die Hände vors Gesicht, um den Tod nicht zu sehen, aber dabei spreizen sie ihre Finger, weil die Neugier doch zu groß ist."

S. B. Nuland

## M 2

### Auseinandersetzung mit Tod und Sterben – Pro oder Contra

*Aussagen von Jugendlichen auf die Frage nach einer Auseinandersetzung mit Tod und Sterben*

Argumente für eine Auseinandersetzung mit Tod und Sterben:

- „der Tod gehört zum Leben dazu, er betrifft uns alle, deshalb sollte man sich mit dem Tod auseinander setzen" (Schüler, 19 Jahre).
- „eine Beschäftigung mit dem Thema hilft vielleicht, den Tod zu akzeptieren, dann könnte man vielleicht besser damit umgehen" (Schülerin, 17 Jahre).
- man kann durch eine Auseinandersetzung mit dem Tod sein Leben bereichern, weil man so evtl. noch mehr erkennt, was man im Leben will oder was man an seinen Mitmenschen hat" (Schüler, 19 Jahre).
- „viele haben Angst vor dem Tod und damit können sie diese Angst vielleicht überwinden" (Schüler, 17 Jahre).

Argumente gegen eine Auseinandersetzung mit dem Tod

- „Nachdenken über den Tod ist „Panikmache" (Schüler, 19 Jahre).
- „ich denke nicht über den Tod nach, denn wenn ich mir darüber Gedanken mache, verliere ich den Sinn für die Realität und werde depressiv" (Schüler, 18 Jahre).
- „ich ... finde, dass es keinen Sinn hat, sich damit zu beschäftigen, da man sowieso keinen Einfluss auf den Tod hat" (Schüler, 18 Jahre).

Die Autorin

## M 3

### Angst vor dem Tod

In Bezug auf die Angst vor dem Tod können verschiedene Angstaspekte bzw. Angstursachen unterschieden werden; insofern handelt es sich bei der Angst vor dem Tod um ein mehrdimensionales Konzept.
Bedeutende Dimensionen der Todesangst sind unter anderen

- die Angst vor dem eigenen Tod,
- die Angst vor dem eigenen Sterben,
- die Angst vor dem Tod anderer,
- die Angst vor dem Sterben anderer und
- die Angst vor Toten.

Die Angst vor dem eigenen Tod bezieht sich auf die irreversible Auslöschung und Vernichtung des Individuums, auf die Auslöschung aller innerweltlichen Beziehungen und die damit einhergehende Unmöglichkeit, zielgerichtete Aktivitäten zu entfalten. Außerdem ist damit die Sorge um das Schicksal und die Reaktionen zurückbleibender Angehöriger verbunden. Die Angst vor dem eigenen Sterben umfasst die Angst vor körperlichen Leiden und Schmerzen vor und während des Sterbevorgangs, aber gleichzeitig auch die Angst vor Einsamkeit, Hilflosigkeit und Abhängigkeit und einem damit verbundenen Verlust der persönlichen Würde.
Die Angst vor dem Tod anderer Menschen richtet sich auf den Verlust persönlicher Bindungen und Beziehungen, auf das Fehlen von Anregungen und Bereicherungen, die vom Verstorbenen ausgegangen waren, sowie auf den Fortfall eigener Ziele und Lebensinhalte, die ihre Berechtigung nur im Zusammenhang mit dem Verstorbenen hatten.
Die Angst vor dem Sterben anderer beinhaltet Angst vor stellvertretendem Leiden bzw. Mit-Leiden sowie Unsicherheit und Hilflosigkeit beim Umgang mit Sterbenden.
Die Angst vor dem Tod kann sich auch auf die Unvorhersehbarkeit des Todeszeitpunktes und damit verbunden auf die Ungewissheit der noch verbleibenden Lebenszeit und die Möglichkeit, dass viele Wünsche und Pläne unerfüllt bleiben, beziehen. Bei vielen Menschen bezieht sich die Angst vor dem Tod auf das Schicksal ihrer Angehörigen.
Nicht zuletzt ist die Ungewissheit, was auf den Tod folgt, eine bedeutende Angstquelle.

Die Autorin

## M 4

### Der Tod ist etwas, was ich nicht begreifen kann

*Eine 17-jährige Gymnasiastin schreibt:*
Der Tod ist etwas, was ich mir nicht vorstellen, nicht begreifen kann und wovor ich große Angst habe. Angst, mein Leben nicht voll ausgenutzt zu haben, Angst vor dem, was nach dem Tod kommt …
Ich kann mir nicht vorstellen, dass ich dann überhaupt nichts mehr spüre, nicht mehr aufwache, dass ich meine Familie und meine Freunde nicht mehr wieder sehe. Es kann doch nicht sein, dass ich nicht mehr weiterleben kann …
Die schlimmste Vorstellung ist für mich, jung zu sterben, ich habe doch noch nichts vom Leben gehabt. Ich lebe so gern und möchte nicht sterben. So normal es ist, dass andere sterben, so unmöglich, undenkbar, so schrecklich ist mein Tod.

Die Autorin

## M 5

### Ich, Annika

Die 19-jährige Annika erfährt, dass sie unheilbar an Leukämie erkrankt ist. In einem Brief an ihre Freundin versucht sie, ihre Gedanken und Gefühle zu ordnen und mit ihrem Schicksal fertig zu werden:

„Alles ist abscheulich – so primitiv. Ich meine die Gefühle, die man hat. Man benimmt sich wie ein Kleinkind. Man sollte so etwas mit Stil ertragen. Tapfer. Weise. Was das für schöne Worte sind! Weisheit – Tapferkeit …

Ich begriff, dass ich, Annika, die am Mitsommertag neunzehn Jahre alt wird, sterben muss. Ich muss sterben. Ich bin so jung …
Niemals werde ich meine Meinung hinausschreien … Niemals werde ich richtig erwachsen sein … Niemals werde ich etwas Tüchtiges, etwas Bedeutendes leisten, etwas wirklich Wichtiges tun … Niemals schwanger werden, niemals ein Kind tragen, das in mir wächst … . Niemals werde ich alt mit einem Menschen, den ich liebe, niemals erfahren …

Ich versuche, … daran zu denken, dass viele Kinder täglich vor Hunger sterben, denke an alle Menschen, die überall sterben, Tag für Tag, junge Leute wie ich, die ihre Nase gerade erst ins Leben gesteckt haben …
Aber das hilft mir nicht. Das ist so selbstverständlich traurig, das ist das grausame Leben. Das ist alles mögliche, aber es ist der Tod der anderen, nicht mein eigener."

aus: G. Beckmann, Ich, Annika. Arena Verlag, Würzburg 1971, S. 19, 29.

# M 1

*Silvia Froese:*

## Die alte Helene

Sie und ich: einundachtzig und dreiunddreißig. Wir sitzen im Hinterhof. Ruhrpottsonne im September. Ich lese ihr aus der Zeitung vor: „Obwohl wir dir Ruhe gönnen, ist voller Trauer unser Herz. Paula Schumacher, 1896 geboren, Hubertusstraße."
Sie hört zu und nickt, das rechte Ohr leicht zu mir geneigt, die fast blinden Augen geradeaus. Langsam hintereinander lese ich die Todesanzeigen vor. Die Anzeigen von Firmen lassen wir aus. „Das muss aber eine gute Ehe gewesen sein", entscheidet sie bei diesem Spruch: „Leuchtende Tage, nicht weinen, dass sie gewesen. Ich habe sie gelebt."
Wenn die Tote nach Helenes Auffassung zu jung ist, wird empört von ihr korrigiert: „Von wegen der Herr hat es gewollt." Wir basteln beide an eigenen Grabsprüchen, bereden die Preise für Grabsteine, Särge, die Kosten für einen Grabplatz.
„Sie sind ein Engel, keiner will mit mir über den Tod reden."
An einem dunklen, regnerischen Novembertag klingelt das Telefon: „Können Sie nicht mal runterkommen? Mir geht es schlecht." Sie hat Recht. Hohl ihre Wangen, trübmatt ihre Augen. Kraftlos sieht sie aus. Sie sagt: „Mein Licht wird schwächer, ich spüre es." Ich kann den Tod fast riechen in ihrem Schatten. Soll es wirklich so weit sein?
„Im Krankenhaus will ich sterben. Wie mein Mann. Und ich will in meinem schönen Schwarzen beerdigt werden." Ich soll den Stoff fühlen. Mein Mund wird so trocken. Ja, ein schönes Kleid. „Die stecken mich doch glatt in so 'nem Hemd in den Sarg. Bitte, rufen Sie bei Hegmann an, sie sollen schon mein Schwarzes abholen und bereithängen. Bitte." Helenes Stimme kann sehr energisch klingen. Sie zeigt mir die Visitenkarte des Beerdigungsinstituts. „Aber heute ist doch Feiertag", wende ich ein. „Solch ein Geschäft hat immer Dienst", belehrt sie mich. Ich tue, worum sie gebeten. Mit Sicherheit würde an ihr Schwarzes gedacht werden, richte ich ihr aus. Nun ist sie beruhigt. Aber es geht weiter: „Ich schäm mich, Sie zu fragen. Aber meine Füße, die müsste ich vorher waschen, bevor ich ins Krankenhaus gehe, aber das schaff ich nicht alleine ...?!"
Eine Viertelstunde später: In der Küche sitzt sie auf einem Hocker, rollt die Nylonstrümpfe herunter, stellt die Füße in einen Eimer, drückt mir eine große Wurzelbürste in die Hand, sie sei nicht so empfindlich: „Schrubben Sie man ordentlich, und tun Sie man noch das Pril da rein, da steht die Flasche ..." Mein Sträuben hilft nicht, das habe so seine Richtigkeit, das mache sie immer so: „Gucken Sie mal, das gibt einen guten Schaum." Während ich ihr die Füße abtrockne, überlegt sie, wie sie den Arzt überreden soll, sie ins Krankenhaus zu schicken. Ihr täte ja eigentlich nichts weh, nur sterben würde sie halt heute wahrscheinlich noch. Ich schlage ihr vor, erst mal auf dem Sofa auszuruhn, decke sie zu und verspreche, nicht wegzugehen. Nur ein Buch zum Lesen würde ich mir holen.
Drei Stunden später. Helene liegt immer noch schnarchend auf dem Sofa. Mein Rücken ist krumm, die Augen müde vom lesen. Es ist Abend geworden. „Ich hab gedacht, heute müsste ich sterben. Der Herr hat es doch noch nicht gewollt." Und wir verabschieden uns.

aus: Brigitte Heidebrecht (Hrsg.), End-lich leben: Vom Umgehen mit dem Tod, Bonn 1988, S. 14f.


# M 2

## Wenn der Tod naht

„Wenn der Tod naht,
so sollte er niemanden überrascht antreffen.
Er sollte ein Teil dessen sein,
was wir von einem vollen Leben erwarten."

Muriel Spark

## M 3

### Tod, der wahre Endzweck unseres Lebens

*Brief Mozarts an seinen kranken Vater vom 4. April 1787*

„Diesen Augenblick höre ich eine Nachricht, die mich sehr niederschlägt; – umso mehr, als ich aus Ihrer letzten vermuten konnte, dass Sie sich Gott Lob recht wohl befinden. – Nun höre ich aber, dass Sie wirklich krank seien! – Wie sehnlich ich einer tröstenden Nachricht von Ihnen selbst entgegen sehe, brauche ich Ihnen doch wohl nicht zu sagen. – Und ich hoffe es auch gewiss – obwohl ich es mir zur Gewohnheit gemacht habe, mir immer in allen Dingen das Schlimmste vorzustellen.
Da der Tod (genau zu nehmen) der wahre Endzweck unseres Lebens ist, so habe ich mich seit ein paar Jahren mit diesem wahren, besten Freunde des Menschen so bekannt gemacht, dass sein Bild nicht alleine nichts Schreckendes mehr für mich hat, sondern recht viel Beruhigendes und Tröstendes. Und ich danke meinem Gott, dass er mir das Glück gegönnt hat, mir die Gelegenheit (Sie verstehen mich) zu verschaffen, ihn als den Schlüssel zu unserer wahren Glückseligkeit kennen zu lernen. Ich lege mich nie zu Bette, ohne zu bedenken, dass ich vielleicht, so jung als ich bin, den anderen Tag nicht mehr sein werde, und es wird doch kein Mensch von allen, die mich kennen, sagen können, dass ich im Umgang mürrisch oder traurig wäre, und für diese Glückseligkeit danke ich alle Tage meinem Schöpfer und wünsche sie von Herzen jedem meiner Mitmenschen."

aus: Briefe Mozarts, Leipzig 1956, S. 515

## M 4

### Alle, die mich auf dem letzten Gang begleiten

Alle, die mich auf dem letzten Gang begleiten, sollen nur während der Predigt und der Versenkung der Urne besinnlich sein. Danach ist Gemütlichkeit und Humor an der Reihe. Ich habe bei Frau Jenni in der ‚Grünegg' ein Säli reserviert und im Voraus ein Zvieri mit Hamme und natürlich einem rechten Tropfen Roten bezahlt. Da denkt alle an mich zurück, indem ihr bei Frohsinn und Geselligkeit meine Geschichten auffrischt. Zum Abschluss des Mahls, das wünsche ich mir ausdrücklich, singt für mich noch einmal ‚Wie die Blümlein draußen zittern'. Ich werde mein liebstes Lied hören.

*Letztwillige Verfügung von Karl (Kari) Dällenbach, Coiffeurmeister und Stadtoriginal in Bern, kremiert am 12. August 1931*

aus: Kurt Marti, Werkauswahl in fünf Bänden, in: Namenszug mit Mond, Gedichte. , S. 108

## M 1

### Vielleicht wäre sie damals besser gestorben

Im September schwebte meine Großmutter für drei Tage zwischen zwei Welten: Zwischen der Erlösung und einem schweren unglücklichen Leben. Gott wählte für sie das schwerere.

Aus meiner lustigen, aufgestellten (optimistischen) Großmutter ist eine leidende alte Frau geworden, die sagt, dass sie am liebsten gestorben wäre. Dass sie mit ihrem Spruch, was mache ich überhaupt noch hier, auch Großvater traurig macht, merkt sie nicht. Früher ging ich sehr gerne zu Besuch, aber jetzt klagt sie immer über Hals-, Kopf-, Herzschmerzen … Vermehrt gehe ich nur noch, weil Großvater sich immer so freut. Großmutter freut sich zwar auch, benützt aber immer die Gelegenheit, jemandem von ihren Schmerzen zu erzählen. Auch tratscht sie über die anderen Leute im Heim, was sie vor dem Herzinfarkt nicht gemacht hat. Vor dem Herzinfarkt konnte sie stundenlang Geschichten erzählen und Handarbeiten machen. Jetzt kann sie die Sachen fast nicht mehr, weil sie keine Kraft mehr hat. Am Sonntag geht sie in die Kirche, und hin und wieder macht sie Einkäufe. Aber sonst besteht ihr Leben eigentlich aus nichts mehr. Vielleicht wäre sie damals besser gestorben.

aus: Regine Schindler (Hrsg.), Tränen, die nach innen fließen.


## M 2

### „Freiwillig aus dem Leben geschieden"

*Die Nachricht:*
Gestern Morgen ereignete sich ein tragischer Unfall. Von einer Brücke stürzte sich der Student Martin S. in die Tiefe. Der herbeigerufene Notarzt konnte nur noch den sofortigen Eintritt des Todes feststellen. Martin S. ist schon das dritte Todesopfer in diesem Jahr, das seinem Leben mit dem Sprung von der „Todesbrücke" ein Ende setzte.

Martin S. war einundzwanzig Jahre jung. Er war ein liebenswürdiger und aufgeschlossener Student. Er hatte ein glückliches Zuhause. Er zerbrach an einer Liebe und Freundschaft. Er sah keinen Ausweg mehr. Von einer Brücke sprang er in die Tiefe. Seinen Eltern und Geschwistern hinterließ er einen Abschiedsbrief …

*Meine Lieben,*
nun ist es soweit. Ich spüre die endgültige Absage von … Meine Leiden sind so stark, dass ich die Kraft nicht mehr habe, weiter zu machen. Das Leiden muss aufhören, weil ich sonst krank werde und ein Wrack. Ich bin zu diesem Leiden nicht gemacht, darum soll es aufhören. Das Leid, das ich euch antue …, erscheint euch wahrscheinlich als nicht gerechtfertigt. Aber ein Leben mit nicht abnehmenden Schmerzen ist nicht auszuhalten.

Ich bin zu schwach für ein Leben ohne den Halt von … Später hätte ich mich durch sie vielleicht stärken und festigen können. Das ist alles jetzt nicht möglich. Ich freue mich auf den Tod, er wird mir Ruhe und Gerechtigkeit bringen. Ihr wart immer gerechte Eltern, und was ich euch jetzt antue, schmerzt mich selbst wahnsinnig. Haltet zusammen und erinnert euch an mich! Ich habe euch alle wahnsinnig gern, und der Beistand von eurer Seite hat mir sehr geholfen. Das Letzte aber musste ich allein entscheiden.

Dank vor allem …, auch an euch Geschwister. Grüßt alle, die mich kennen, herzlich, ich werde noch an sie denken.

Mutter, bitte leb Du weiter, ich habe Dich immer gern gehabt. Lebt alle wohl!

*Martin*

aus: „ferment" 11/1988

## M 3

### Abschiedsbrief eines 12-jährigen Jungen

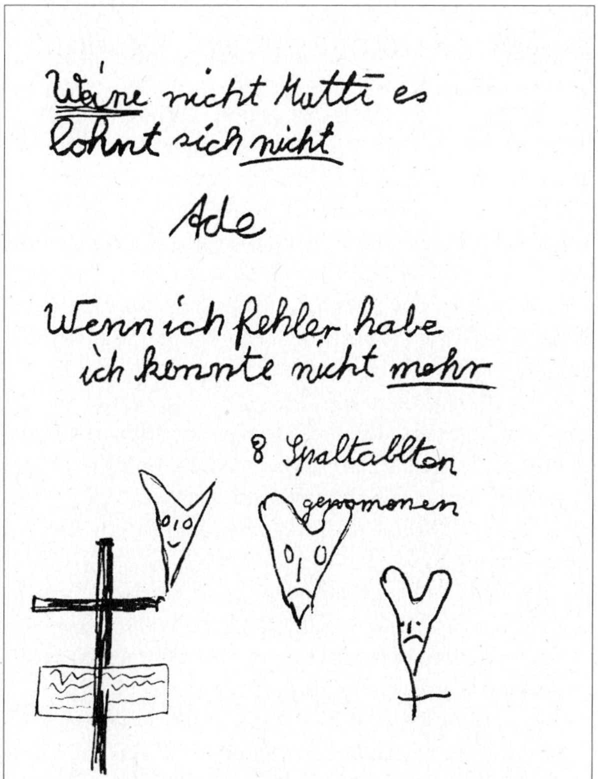
Weine nicht Mutti es
lohnt sich nicht
Ade
Wenn ich Fehler habe
ich konnte nicht mehr
8 Spaltablten
genomonen

aus: C. Eggers, R. Lempp, G. Nissen & P. Strunk, Kinder- und Jugendpsychiatrie. Springer Verlag, Berlin 1989, S. 303

## M 1

### Tod – die Trennung der Liebenden

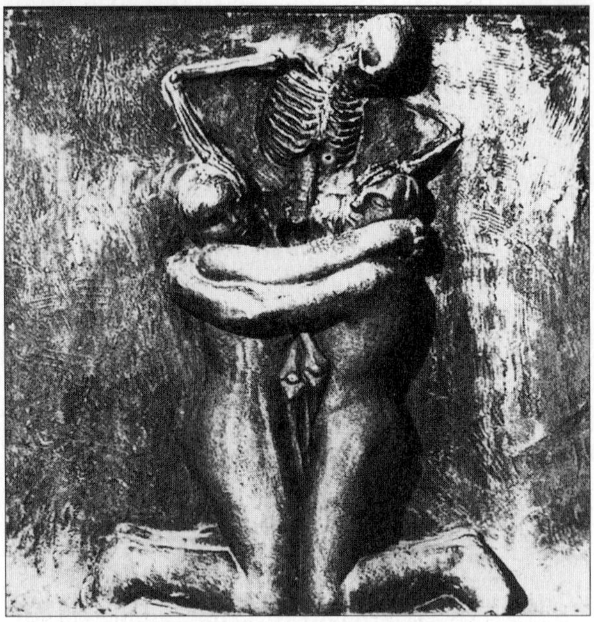

*Gustav Vigeland: The age-old struggle between death and love (Bronze Relief 1906), Vigeland Park, Oslo*

## M 2

### Trauer – Reaktion auf einen Verlust

Trauer ist die am häufigsten erlebte negative Emotion. Trennungen und Verluste, seien sie körperlich oder psychisch, sind das ganze Leben hindurch die allgemeinsten und grundlegendsten Ursachen von Trauer. Menschen empfinden Trauer beim Tod ihnen nahe stehender Personen. Sie können jedoch auch Kummer empfinden, wenn sie sich kurz- oder längerfristig von ihrer Familie oder guten Freunden trennen müssen. Psychisches Getrenntsein kann viele Formen annehmen. Selbst in einer Menschenmenge kann man sich psychisch getrennt und allein fühlen, wenn man unfähig ist, mit anderen zu kommunizieren, die wahren Empfindungen auszudrücken und Sympathie zu erlangen, oder wenn man das Gefühl hat, ausgeschlossen zu sein, nicht dazuzugehören.
Eine weitere wichtige Ursache für Trauer ist Versagen, das Scheitern eigener Hoffnungen und Pläne, sei es real oder eingebildet, sei es in sozialen Beziehungen, in Schule und Beruf oder beim Sport.
Trauer ist ein unvermeidlicher Teil des Lebens; es ist bedeutsam zu lernen, die Ursachen für die eigene Trauer zu erkennen und die Trauer zu bewältigen.

Die Autorin

## M 3

### Augustinus' Erfahrung des Todes eines Freundes

„Durch diesen Schmerz kam eine tiefe Finsternis über mein Herz, und wo ich hinsah, war der Tod. Die heimatliche Stadt ward mir zur Qual, das väterliche Haus zu einer sonderbaren Unglücksstätte, und jedwedes Ding, das ich mit ihm gemeinsam besessen hatte, wurde mir nun ohne ihn zu unendlicher Pein. Überall suchten meine Augen ihn und er wurde mir nicht gegeben; ich hasste alles, weil es ihn nicht hatte und mir nicht mehr sagen konnte: Siehe, er kommt, so wie es, als er noch lebte, war, wenn er einmal abwesend war. Ich war mir selbst zu einer einzigen großen Frage, und forschte ich in meiner Seele, warum sie traurig sei, warum sie mich so sehr verwirre, so wusste sie mir nichts zu antworten. Und wenn ich zu ihr sagte: Hoffe auf Gott, so gehorchte sie nicht und hatte Recht, weil dieser Mensch, den sie als Teuerstes verloren hatte, besser war und wahrer als das Trugbild, das ich ihr als Hoffnung gab. Nur noch das Weinen war mir süß und nahm in meinen Herzensfreuden die Stelle meines Freundes ein …
In mir war … eine Regung ganz entgegengesetzter Art lebendig geworden, ich weiß nicht, was es war: Einem ganz schweren Lebensüberdruss stand Todesangst zur Seite. Ich glaube, je mehr ich jenen geliebt hatte, umso mehr hasste und fürchtete ich den Tod, der mir ihn geraubt, wie den grimmigsten Feind, und ich stellte mir vor, er würde nun plötzlich alle Menschen verschlingen, weil er es bei jenem gekonnt. … Ich wunderte mich nämlich, dass die übrigen Sterblichen lebten, wo er gestorben war, den ich so liebte, dass er gleichsam nie hätte sterben dürfen, und noch mehr wunderte ich mich, dass ich als sein andres Ich seinen Tod überlebte. Wie richtig hat einmal einer seinen Freund die Hälfte seiner Seele genannt (Horaz, Od. 1,3)! Denn ich habe meine und seine Seele als eine einzige in zwei Körpern empfunden (nach Ovid, Trist. IV, 4, 72), und deshalb schauderte mich vor dem Leben, weil ich nicht als Halber leben wollte, und deshalb fürchtete ich vielleicht zu sterben, weil er, den ich so sehr geliebt, dann ganz gestorben wäre.“

aus: Augustinus Confessiones, Dreizehn Bücher Bekenntnisse mit Anmerkungen von Adolf Holl, übersetzt von Carl J. Perl. Verlag Schöningh, Paderborn, 1964

# M 4

## Trauerphasen

Trauer ist nicht einfach ein „seelischer Zustand“; Trauer ist ein Prozess, in dessen Verlauf der Mensch unter Einsatz seiner seelischen, geistigen und sozialen Kräfte einen schmerzlichen Verlust bewältigt. Im Prozess des Trauerns kann es verschiedene Stadien der Trauer geben.
Der britische Trauerforscher John Bowlby hat jahrelang Menschen beobachtet, die mit dem Tod des Partners oder eines Kindes einen schweren Verlust erlitten hatten. Dabei stellte er fest, dass die innere Verarbeitung dieses Verlustes – die „Trauerarbeit“ – nach bestimmten Stufen oder Phasen verläuft. Dies geschieht nicht einheitlich oder gar schematisch, sondern ist von verschiedenen Faktoren abhängig, wie z.B. vom Grad der Beziehung, vom Alter, von der Sterbesituation und der Todesursache. Zwischen den einzelnen Phasen können Verschiebungen und Verzögerungen eintreten.

1. PHASE: TRAUERSCHOCK

Der Tod eines Menschen schockiert, nicht nur wenn er völlig unerwartet kommt. „Mit einem Schlag“ – so sagen wir wohl zu Recht – ist alles anders. Die erste Reaktion ist Verzweiflung, Hilf- und Ratlosigkeit. Die Tragweite der Todesnachricht wird noch nicht erfasst; viele leugnen sie gar: „Das kann nicht wahr sein, das muss eine Falschmeldung sein.“ Die meisten Menschen sind verstört, erstarrt, leben „hinter einem Nebel“, scheinen unbeteiligt, reagieren apathisch. Andere geraten außer Kontrolle, brechen zusammen. Der Tod hat etwas Überwältigendes, er lässt Menschen die Gewalt über sich verlieren. Trauernde fühlen sich dann „außer sich“, ohne jeden realen Bezug zur Lebenswirklichkeit. Der Schock sitzt tief.

2. PHASE: AUFLEHNUNG

Gefühle wie Wut, Zorn und Hass kommen auf. Man schreit seinen Schmerz heraus, hadert mit seinem Schicksal, geht mit Gott ins Gericht. Wer hat mir das angetan? Warum musste es ausgerechnet mich treffen? Womit habe ich das nur verdient?
Wut und Zorn können sich sogar gegen den Toten richten, um den man trauert. Ihm werden bittere Vorwürfe gemacht. Wie konntest du mir das nur antun? Warum hast du mich nur im Stich gelassen? Was soll denn nun aus mir werden?
Schließlich können diese aggressiven Gefühle auch umschlagen und sich in Selbstvorwürfen abreagieren. Hätte ich nicht besser auf sie/ihn aufpassen können? Hätte ich den Unfall oder das Unglück nicht verhindern müssen? Habe ich nicht zu früh aufgegeben oder den Tod herbeigewünscht? Schuldgefühle stellen sich ein. Man beschuldigt sich selbst, dieses getan und jenes unterlassen zu haben. Man martert und quält sich mit solchen Gedanken.
Dieses Chaos in der Gefühlswelt ist etwas „Normales“. Obwohl es überhaupt keinen rationalen Grund für (Selbst-)Vorwürfe und Schuldgefühle gibt, ist es wichtig, diese Gefühle hochkommen zu lassen und zum Ausdruck zu bringen. Wut, die unterdrückt wird, kann vielfältige Zerstörung anrichten, nicht zuletzt in der eigenen Seele. Hass, der nicht zugelassen wird, wirkt zersetzend in der Beziehung zu anderen und zu sich selbst. Schuldgefühle, die nicht geklärt werden, bleiben eine unerträgliche Belastung.
Niedergeschlagenheit bis hin zu Schwermut und Depression sind die Folge. Die Phase der Auflehnung hat nichts Verwerfliches an sich. Im Gegenteil: Sie kann von heilsamer Wirkung sein.

3. PHASE: ANNAHME

Wer seinen Schmerz hinausschreien durfte, wer hadern und anklagen konnte, der schafft Platz in seiner Seele, der kann allmählich innere Ruhe und Frieden einkehren lassen. Er kann dann den Verstorbenen innerlich frei geben und sich selbst befreien. Die Zeit der Annahme ist gekommen. Die Einsicht setzt sich durch, dass das Leben weitergeht und dass man für das eigene und für das Leben anderer verantwortlich ist – vielleicht mehr als früher. Neue Lebensentwürfe werden entwickelt, neue Lebensperspektiven tun sich auf. Der Verstorbene bleibt Teil dieses Lebens und lebt weiter in der Erinnerung und im Gedenken.

aus: Peter Neysters/Karlheinz Schmitt, Denn sie werden getröstet werden. Das Hausbuch zu Leid und Trauern, Sterben und Tod. Kösel Verlag, München [2]1994, S. 287f

## M 5

### Ich hatte keine Lust, mich schön zu machen

Es ist Ende Dezember 1988, draußen ist es bitterkalt, der Schnee glänzt im Mondlicht. Ich sitze nachdenklich vor dem großen Spiegel im Schlafzimmer. Meine trüben Gedanken von den letzten Tagen ziehen in Bildern, wie in einem Kino, an mir vorbei. Ich weiß nicht, wie ich Weihnachten überstanden habe. Ich hatte seit diesem traurigen 23. Dezember alles vergessen. Ich schaue mich im Spiegel an, meine Kleider hängen an mir herunter, ich habe keine Lust, mich irgendwie schön anzuziehen. Ich achte nicht weiter darauf, meine Augen wandern nach oben zu meinem Gesicht. Ich starre mein eigenes Gesicht an, meine Augen sind traurig und haben tiefe Ringe darunter. Ich habe die letzten Nächte nicht gut geschlafen und viel geweint.
Das Heulen von einem hungrigen Wolf holt mich in die Wirklichkeit zurück. Ich nehme meine Winterjacke, ziehe einen Schal an und gehe in die klirrende Dezembernacht hinaus. Der Schnee unter meinen Füßen knirscht. Ich gehe gedankenverloren durch die stillen Straßen und achte auf nichts. Ich weiß nicht, wie es gekommen ist, plötzlich stehe ich wieder vor unserem Haus. Ich schließe die Tür auf, trete ein und ziehe Jacke und Schal aus. Ich setze mich wieder vor den Spiegel und sehe mir noch einmal ins Gesicht. Der traurige Ausdruck in meinen Augen ist geblieben, doch meine Backen sind leicht gerötet von der Kälte. Ich beginne wieder zu überlegen, mein innerer Film beginnt wieder zu laufen, dort, wo er vorher unterbrochen worden ist. Was sollen wir machen, wir sind allein, auf uns selber angewiesen. Das nächste Jahr wird schwer für uns werden. Ach, im Februar habe ich ja Geburtstag. Ich freue mich nicht darauf, ohne Papa kann ich mir ein Fest nicht vorstellen. Alles würde öde wirken ohne ihn. Ich kann mir nicht vorstellen, wie ich das nächste Jahr überleben soll ohne meinen Vater.

aus: Regine Schindler (Hrsg.), Tränen, die nach innen fließen. 

## M 6

*Mascha Kaléko:*

### Memento

Vor meinem eigenen Tod ist mir nicht bang,
Nur vor dem Tode derer, die mir nah sind.
Wie soll ich leben, wenn sie nicht mehr da sind?

Allein im Nebel tast ich todentlang
Und lass mich willig in das Dunkel treiben.
Das Gehen schmerzt nicht halb so wie das Bleiben.

Der weiß es wohl, dem gleiches widerfuhr;
– Und die es trugen, mögen mir vergeben.
Bedenkt: den eignen Tod, den stirbt man nur,
Doch mit dem Tod der andern muss man leben.

aus: Mascha Kaléko: Memento. 

# M 1

## Der Ausdruck von Trauer

Trauerreaktionen sind durch charakteristische Ausdrucksformen gekennzeichnet.

*Mimische Reaktionen:*
Die Augenbrauen sind nach oben und innen gebogen und bilden mitunter einen π-förmigen Bogen entlang der Stirnmitte. Der innere Winkel des Oberlides ist nach oben gezogen, das Unterlid kann nach oben gedrückt erscheinen. Die Mundwinkel sind nach unten gezogen, und der Kinnmuskel schiebt sich hoch und drückt dadurch die mittlere Unterlippe nach oben.

*Körperhaltung:*
Ein weiteres Zeichen von Trauer ist eine eingesunkene, tonuslose Haltung mit hängenden Schultern, mitunter auch ein Zusammenkauern. Oft kann man auch ein Sich-Anklammern an andere oder ein Sich-Selbst-Umarmen beobachten.

*Verbale Beschreibung der aktuellen Empfindungen:*
Trauer empfinden heißt, traurig, niedergeschlagen, entmutigt, verzweifelt zu sein. Die Betroffenen fühlen sich einsam und isoliert, die Welt erscheint ihnen düster und trübe, die Zeit scheint sich endlos hinzuziehen oder gar stillzustehen. Trauernde fühlen sich hilflos, abhängig und nicht in der Lage, ihre Situation zu bewältigen.

*Lautäußerungen:*
Über die verbale Beschreibung der Empfindungen im Zusammenhang von Trauer sind an dieser Stelle spezifische Lautäußerungen, wie Klagelaute und Weinen zu nennen.

*Äußere Merkmale:*
Tragen schwarzer Trauerkleidung etc.

Die Autorin

# M 2

## Weinende Frau

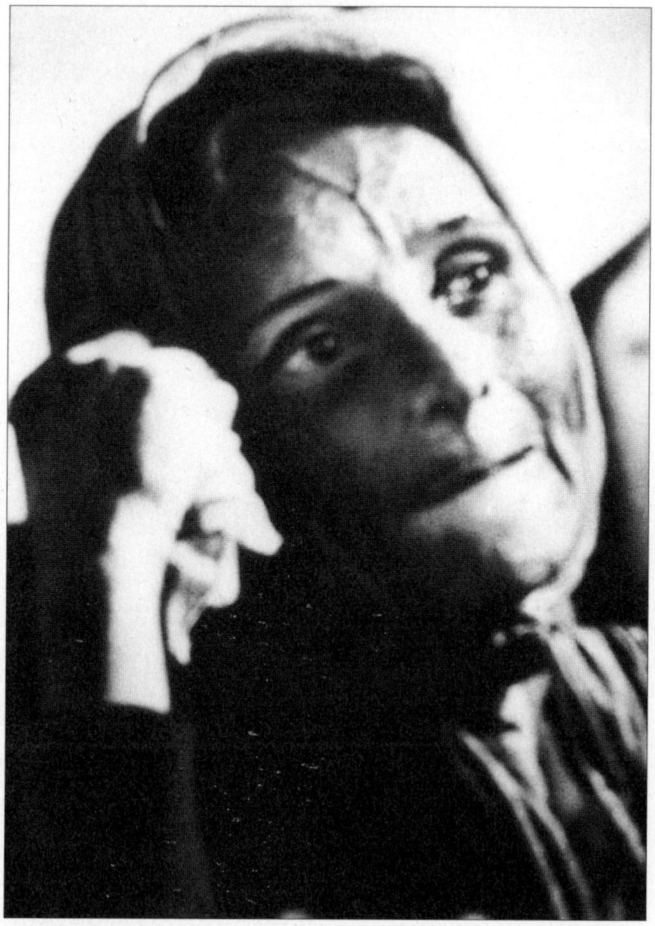

Die Autorin

## M 3

*Ernst Barlach:*

### Weinende Frau

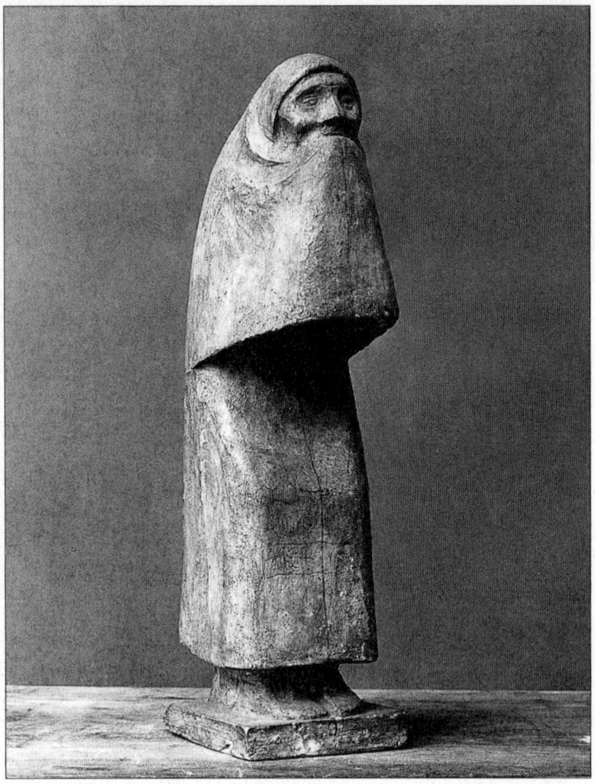

Foto: Ernst Barlach und Hans Barlach Lizenzverwaltung Ratzeburg

## M 4

### Leserbrief

Vor fünf Monaten ist mein lieber Mann gestorben. Er war ein guter Ehemann und der beste Vater, den man sich denken kann. Er war immer für seine Kinder da, alles hat er für sie getan.
Alle Kinder haben eine gute Ausbildung erhalten, die ältere Tochter arbeitet als Bankangestellte, die jüngere ist Rechtsanwältin. Unsere Töchter sind schon ausgezogen, beide haben ein gutes Auskommen. Unser Sohn wohnt noch bei mir, er studiert und wird einmal Ingenieur.
Auch sonst hat mein Mann den Kindern jeden Wunsch von den Augen abgelesen.
Jetzt hat es mich innerlich sehr betroffen, dass sie nur so kurze Zeit um ihren Vater getrauert haben. Die Mädchen haben schon nach vier Wochen die Trauerkleidung wieder abgelegt. Mein Sohn ist nach wie vor mit seinen Freunden zusammen. Sie gehen dann aus und vergnügen sich oder treffen sich bei uns. Es geht dann recht lebhaft zu, sie hören Musik, singen dabei und pfeifen und lachen.
Wenn ich zum Grab meines Mannes gehe, begleiten mich meine Kinder nur sehr selten.
Ist die Jugend heute so wenig beeindruckt vom Verlust eines lieben Menschen, oder bin ich altmodisch und verlange zu viel von meinen Kindern?

Die Autorin in Anlehnung an einen Leserbrief aus D. Gerts, Tod und Leben, KU-Praxis/-Materialien 2, 1974, S. 10

# M 1

## Die Unschicklichkeit der Trauer

Auf das Leichenbegräbnis und die Beisetzung folgt die Zeit der Trauer. Die Hinterbliebenen können tiefen und anhaltenden Schmerz empfinden, doch nahezu im gesamten Abendland ist es heute zur Regel geworden, dass er nie öffentlich gezeigt werden darf. …
Todesanzeigen sind häufig von der trockenen, fast unhöflichen Formel begleitet: „Es wird gebeten, von Beileidsbesuchen Abstand zu nehmen" – ein Mittel, um den traditionellen Besuchen der Nachbarn und entfernten Freunde vor den Trauerfeierlichkeiten zuvorzukommen. Im Allgemeinen aber geht die Initiative zu dieser Besuchsverweigerung nicht von der Familie des Verstorbenen aus. Die bekräftigt vielmehr, indem sie sich auf sich selbst zurückzieht, die Authentizität ihres Schmerzes, der keinen Vergleich mit dem der anderen duldet, und macht sich zugleich das diskrete Verhalten zu eigen, das die Gesellschaft von ihr verlangt.
Man kann drei Kategorien von Leidtragenden unterscheiden: diejenigen, denen es gelingt, ihren Kummer vollständig zu verdrängen, diejenigen, die ihn vor den anderen verbergen und still mit sich selbst abmachen, und diejenigen, die ihm freien Lauf lassen. Im ersten Fall zwingt sich der Leidtragende, so zu tun, als ob nichts geschehen wäre, und sein normales Leben ohne jede Unterbrechung fortzuführen: Halten Sie sich auf Trab, keep busy, haben ihm seine wenigen und überlasteten Gesprächspartner bedeutet, der Arzt, der Priester, einige Freunde … Im zweiten Fall dringt beinahe nichts von der Trauer nach außen, sie bleibt auf die Privatsphäre beschränkt. Das ist fraglos die Einstellung, die vom gesunden Menschenverstand am meisten gebilligt wird; jedem ist klar, dass ein bestimmtes Maß von Affektabfuhr toleriert werden muss, vorausgesetzt, sie bleibt geheim.
Im dritten Fall jedoch wird der manifest und beharrlich Trauernde unbarmherzig aus der Gesellschaft ausgeschlossen wie ein Verrückter. G. G. hatte nach dem Tod seines Bruders Gelegenheit, diesen Ausschluss am eigenen Leibe zu erfahren: „Mehrfach lehnte ich Einladungen zu Cocktail-Partys ab, indem ich erklärte, ich sei in Trauer. Die Leute antworteten mir dann immer geradezu verlegen, so als ob ich irgendeine obszöne Ungehörigkeit gesagt hätte. Ich hatte tatsächlich den Eindruck, dass ich, wenn ich irgendeine zweideutige Verabredung vorgeschützt hätte, um ihre Einladung abzulehnen, besser verstanden worden wäre und vielleicht sogar noch eine joviale Ermunterung bekommen hätte. Diese Leute aber, wenn auch hochgebildet und wohlerzogen, murmelten ein paar verlegene Worte und machten, dass sie davonkamen." Sie wussten nicht, wie sie sich in einer ungewohnt gewordenen Situation zu verhalten hatten. „Kein Ritual gab ihnen Verhaltenshinweise gegenüber Personen, die sagten, dass sie in Trauer seien. […] Sie fürchteten, glaube ich, dass ich mich gehen lassen, gänzlich in meinem Schmerz versinken und sie damit in unangenehme Gefühlsaufwallungen verstricken würde."
Der Übergang und Rückzug aus der schwatzhaften und ruhigen Alltagswirklichkeit in die pathetische Innenwelt vollzieht sich nicht spontan und nicht ohne Hilfe. Die Distanz der Sprache ist allzu groß. Um eine Verbindung zustande zu bringen, bedarf es der Vermittlung eines zuvor verinnerlichten Kodes, eines Rituals, das man von Kindheit an durch Brauch und Herkommen erlernt hat. So gab es früher Verhaltenskodes für alle Gelegenheiten, bei denen man Gefühle zu erkennen gab, die im Allgemeinen unausgedrückt blieben, etwa wenn man starb oder wenn man Leidtragende trösten musste. Diese Kodes gibt es nicht mehr. Sie sind gegen Ende des 19. und im 20. Jahrhundert verschwunden. Also finden die Gefühle, die die gewohnten Grenzen überschreiten, entweder keinen angemessenen Ausdruck und werden verdrängt oder brechen gewaltsam hervor, ohne dass irgendetwas sie aufhalten könnte. Im letzteren Falle kompromittieren sie die Ordnung und die für die Alltagstätigkeiten erforderliche Sicherheit. Es gilt also, sie zu unterdrücken.

Wie Geoffrey Gorer sagt, „werden Tod und Trauer heute mit derselben Prüderie behandelt wie ein Jahrhundert zuvor die Sexualtriebe". Man muss sie also beherrschen lernen: „Heute gilt es offenbar als gänzlich normal, dass sensible und vernünftige Männer und Frauen sich durch ein gehöriges Maß von Willen und Charakterstärke während der Trauerzeit völlig in der Gewalt behalten. Sie haben also nicht mehr das Bedürfnis, ihre Trauer öffentlich kundzutun [wie in früheren Zeiten, als man noch nicht gewillt war, sie zu kontrollieren und zurückzuhalten], es wird gerade noch hingenommen, wenn man sich ihr privat und heimlich ergibt.
Ganz offensichtlich verdankt sich die Abschaffung der Trauer einem unbarmherzigen Zwang der Gesellschaft. Die weigert sich, an der emotionalen Betroffenheit des Leidtragenden zu partizipieren – womit sie, genau genommen, die Präsenz des Todes negiert.
Somit ergibt sich um die Mitte des 20. Jahrhunderts in den meisten individualisierten und verbürgerlichten Teilen der westlichen Welt eine neue Situation. Die öffentliche Zurschaustellung der Trauer gilt als morbide, desgleichen ihr allzu beharrlicher und allzu langer privater Ausdruck. Die Tränenkrise wird zur Nervenkrise. Die Trauer ist eine Krankheit. Wer sie zeigt, legt eine Charakterschwäche an den Tag.
Die Trauerzeit ist nicht mehr die des Schweigens des Leidtragenden in einer gehetzten und indiskreten Gesellschaft, sondern die des Schweigens der Gesellschaft selbst: Das Telephon klingelt nicht mehr, die Leute meiden einen. Der Leidtragende ist in einer Art Quarantäne isoliert.

Doch diese Isolation geht noch weiter. Die Ablehnung des Todes hat sich, über die Person des Leidtragenden und den Ausdruck der Trauer hinaus, auf alles ausgedehnt, was mit dem Tode zusammenhängt und von ihm infiziert wird. Die Trauer oder das, was ihr ähnlich sieht, gilt heute geradezu als ansteckende Krankheit, die man sich im Zimmer eines Sterbenden oder Toten zuzuziehen droht, selbst wenn er einem nicht viel bedeutet, oder auch auf einem Friedhof, selbst wenn sich dort kein Grab befindet, das einem teuer ist. Es gibt Orte, an denen man sich die Trauer holt wie anderswo die Grippe.

Die Gesellschaft erträgt den Anblick alles dessen nicht mehr, was mit dem Tode verbunden ist, folglich auch nicht mehr den des Leichnams und der weinenden Angehörigen. So wird der Hinterbliebene zwischen dem Gewicht seines Schmerzes und dem des gesellschaftlichen Tabus zermalmt.

Sehr bemerkenswert ist, dass die Psychologen diese neue Einstellung im selben Augenblick, da sie aufgetaucht ist, sofort als gefährlich und abnorm eingestuft haben. Bis in unsere Zeit hinein haben sie nicht aufgehört, auf die Notwendigkeit der Trauer und auf die Gefahren ihrer Verdrängung hinzuweisen.

Ihre Einschätzung der Trauer und ihrer Bedeutung ist nun aber der der Gesellschaft genau entgegengesetzt. Die Gesellschaft hält die Trauer für morbide, während für die Psychologen gerade umgekehrt die Verdrängung der Trauer morbide und Ursache der Morbidität ist.

Philippe Ariès, Die Unschicklichkeit von Trauer und die Ausbürgerung des Todes.
aus: Philippe Ariès, Geschichte des Todes.


## M 2

### Trauer am offenen Grab

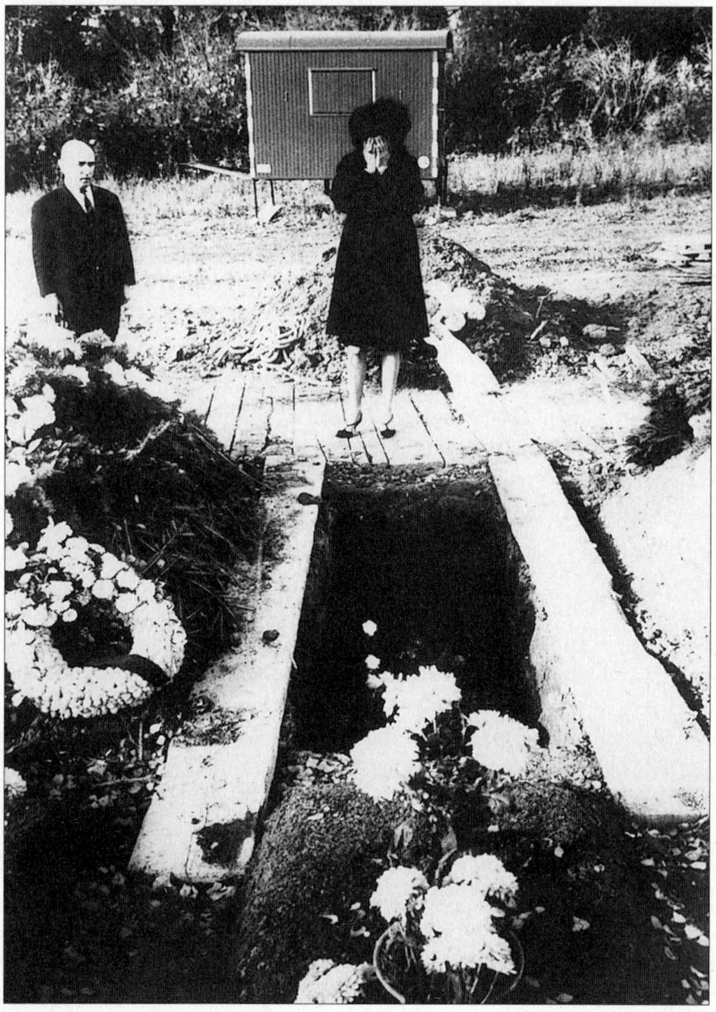

Foto: Ullstein/Rudolf Dietrich

## M 3

*Otti Pfeiffer:*

## Ich trage Trauer

Ich trage Schwarz. Schwarze Kleider, Strümpfe, Schuhe, jeden Tag. Nur Frauen tragen Trauer. Männer in Trauer gibt es im Straßenbild nicht.
Überhaupt wenig Trauertragende – nur ab und zu eine andere Frau in Trauer. Geht in Schwarz durch eine bunte Welt. Alle Welt gibt sich bunt, das merke ich erst jetzt. So fallen wir auf, wir erkennen uns, wir blicken uns an. Wir schauen wieder weg. Ich bin, da ich Schwarz trage, aus der Menge herausgeholt, kenntlich gemacht, eine, die Trauer trägt.
Es ist mir ungewohnt, gemustert zu werden. Ich sehe förmlich, wie fremde Menschen Gedanken auf mich verschwenden, wie sie sich fragen: Wer wohl ist ihr gestorben? Meine Mutter, denke ich, meine Mutter.
Manchmal vergesse ich meine Kleidung. Mit dem Alltag beschäftigt, blicke ich einem entgegen, vergesse meinen Hintergrund aus Trauer, das erstaunt ihn.
Trägst du nicht Trauer? Um wen?
Und ich fühle das verbindliche Lächeln von meinem Gesicht gezerrt, das Lächeln für den Beruf, für den Briefträger, für die Nachbarin, für die Fleischverkäuferin hinter der Theke. Willst du mein Gesicht, der Kleidung entsprechend, in Trauer sehen? Meine Kleidung isoliert mich, und du legst Wert darauf, mich isoliert zu sehen. Lächle nicht, wenn du Trauer trägst, man will wissen, woran man ist.
Eine, die Trauer trägt, ist allein. Ist nicht alle Welt fröhlich? Ich tue kund, dass ich nicht fröhlich sein will, nicht fröhlich sein kann. Es ist nicht die Zeit für Fröhlichsein. Käme ich nicht in Schwarz daher, dann gehörte ich zu den Fröhlichen, die permanent fröhlich sind. Denen es gut geht. Die vor mir zurückscheuen, weil ich ein Zeichen der Trauer von mir gebe. Das stört, stört den normalen Ablauf, macht verlegen. Wie soll man sich zu mir stellen?
Einige lassen wissen: Ich schone dich wegen deiner Kleidung, deine fremde Trauer stimmt mich freundlich für dich. Andere verlieren kein Wort, prüfen, ob man mit mir reden kann wie mit einem normalen Menschen. Es gibt ja den neutralen Verkehrston, der Persönliches nicht anrührt. Andere lassen erkennen, sie hätten Verständnis, wenn unverhofft meine Fassung zerbräche, wieder andere haben deutlich Angst, dass so etwas geschehen könnte, mittendrin in einem sachlichen Gespräch. Keiner will daran schuld sein. Sie wissen nicht, wie haltbar die Grenzen sind.
Ich signalisiere: Ich bin keine Gefahr. Ich weine nicht. Ich halte das Persönliche heraus und zurück. Wie kann ich das? Ich bin noch neu als Trauernde. Mein Verlust ist noch neu. Und doch kann ich erledigen, was anfällt, kann ich sprechen. Ich falle nicht aus wegen Trauer.
Manchmal hat einer, der mich gern hat, den Mut zu fragen: Trägst du Trauer?
Ja, ich trage Trauer um meine Mutter.
Im Spiegel bin ich blass. Gewöhnt, ein wenig Rouge auf der Haut zu verreiben, kommt mir das Gewohnte falsch vor. Wie kann ich mich schminken, wenn ich in Trauer bin? Ich verbiete mir Wangenrot und Lippenstift. Ich verbiete mir den Schmuck am Hals, erlaube nur den Ring, den sie mir zum letzten Geburtstag geschenkt hat.
Meine Mutter trauerte um ihre Mutter, indem sie ein halbes Jahr lang mit einer Nervenlähmung in den Beinen das Bett hütete. Untröstlich war sie. Das Kind verlor die Mutter. Sie war untröstlich.
Daran muss ich denken. Ich bin nicht untröstlich. Ich bin gefasst. Ja, mit neuen Gefühlen nehme ich die Wärme meiner Haut wahr, sehe die Dunstfäden über dem See, die Regenfäden am Fenster, das rote Fell meiner Katze. Und den Herbst nach diesem schlimmen Sommer, ich lasse alles durch mich hindurchgehen und entlasse es, ich entlasse den Herbst, das Grün dieses Jahres, kämme der Silberpappel das Laub aus den Zweigen. Über die pelzige Haut der Felder lasse ich die Vögel los, schwarze Vögel, sie sammeln sich, in dunklen Wolken ziehen sie fort, sie ziehen in andere Länder und baden ihr Gefieder in einer fremden Sonne.

Der schlimme Sommer ist vorbei.
Die schwarzen Vögel fliegen in den Süden.

aus: Brigitte Heidebrecht (Hrsg.), End-lich leben: Vom Umgehen mit dem Tod, Bonn 1988, S. 106f.

# M 1

## Trauernden begegnen – Möglichkeiten der Unterstützung und Begleitung

Der Tod dessen, den wir lieben, ... ist eine Grenzsituation des Lebens.
Ob es uns gelingt, neue Perspektiven in unser Welt- und Selbsterleben zu bringen, Todesbewusstsein auch als einen Aspekt unseres Selbstbewusstseins zu sehen, oder ob wir zerbrechen und nie mehr aus der Trauer herauskommen, hängt wesentlich davon ab, ob wir richtig zu trauern verstehen. Trauern darf nicht länger als „Schwäche" betrachtet werden, sondern es ist ein psychologischer Prozess von höchster Wichtigkeit für die Gesundheit eines Menschen.
Wichtig scheint mir zu bedenken, wie schlagartig sich das Leben eines Menschen durch den Tod eines Lebenspartners etwa ändern kann, wie vielen Schwierigkeiten deshalb auch der Zurückgebliebene sich gegenübersieht, zudem in einer psychischen Verfassung, die Problemlösungen fast unmöglich macht.
Versuchen wir nochmals, uns die Probleme zu vergegenwärtigen:
Äußerlich verändert sich das Leben etwa dadurch, dass eine Ehefrau zur Witwe wird, unter Umständen mit finanziellen Problemen zu kämpfen hat, mit der Notwendigkeit, die Kinder allein zu erziehen, einen neuen Partner suchen zu müssen; ...
Äußerlich ändert sich das Leben auch dadurch, dass ein trauernder Mensch eben ein Trauernder ist, der von der Umwelt plötzlich anders behandelt, im schlimmsten Fall tabuisiert wird, fast wie der Tod selber, im besten Fall zwar nicht gemieden, aber „vorsichtig", unspontan behandelt wird. Man weiß nicht so recht, wie man denn mit dem Trauernden umgehen soll, und man löst das Problem meistens, indem man sich von ihm fernhält. Und so kommt zur Trauer, zum Erleben des Verlusts, auch noch die Einsamkeit, das Gefühl, nicht mehr dazuzugehören usw.
Die Welt tritt dem Trauernden anders gegenüber als dem Menschen, der nicht trauert. Und je stärker die Trauer und der Tod in einer Gesellschaft verdrängt werden, umso weniger spontan wird diese Gesellschaft mit den Trauernden umgehen, desto schneller wird sie fordern, dass man nun endlich wieder einmal mit der Trauer aufhören sollte.
Aber nicht nur die Welt tritt dem Trauernden anders gegenüber. Der Trauernde selbst erlebt die Welt anders. Er hat einen Verlust erlitten, er ist mit einem Problem, das allerdings viele Probleme nach sich zieht, ganz beschäftigt. Alles andere interessiert ihn wenig, er hat keine Kraft für etwas anderes. Er kann nicht auf die Menschen zugehen, auch wenn er sie sehr nötig hätte, weil gerade die Wärme der andern Menschen ihn daran hindern könnte, am Leben ganz irre zu werden. Gehen die andern Menschen aber nicht auf ihn zu ..., dann kann er auch nicht auf die andern Menschen zugehen, die zudem noch erwarten, dass der Trauernde „normal" weiterlebt. Er entfremdet sich ihnen in seinem Kummer noch mehr und erlebt die Welt, der er nicht mehr gewachsen ist, bald als feindlich. Und so kann sich ein Zirkel der Isolierung, der Angst, der Weltentfremdung einstellen, in dem ein neues Weltverständnis nur schlecht oder überhaupt nicht aufzubauen ist.
Damit ... Trauer zugelassen werden kann, damit wirklich die Trauer erlebt werden kann, die psychologisch notwendig ist, um den Verlust zu überwinden und zu einem neuen Welt- und Selbstverständnis zu kommen, müssen die Menschen einander helfen.
Wir müssen Wege finden, Trauern als etwas Wesentliches zu sehen, nicht einfach als etwas Pathologisches, und wir müssen Wege finden, miteinander wieder mittrauern zu lernen. Dazu gehört zunächst einmal, dass wir unsere große Angst vor der Trauer überwinden, sie also weniger abwehren, wohl damit auch der Realität wieder ins Auge sehen, um zu erfahren, dass wir sterblich sind, dass unser Leben von vielen Abschieden geprägt ist, dass die Abschiede wesensmäßig zu uns gehören – und dass sie weh tun. ... andrerseits aber auch, dass wir Trauer durchzustehen vermögen, dass wir Grenzsituationen erleben können und daran erstarken. Wir müssen auch neue Wege finden, miteinander zu trauern.
Wir werden neue Rituale finden müssen. Solche Rituale könnten sein, Trauernde zu begleiten, bei ihnen zu sein und mit ihnen über ihre Verstorbenen zu sprechen.

aus: Verena Kast, Trauern. Kreuz Verlag, Stuttgart 1982.

# M 2

## Trost und Beistand für Trauernde

Wenn ich jetzt immer wieder darauf zu sprechen komme, wie man den Trauernden in den entsprechenden Phasen am besten „helfen“ könne, dann meine ich keineswegs, dass man dadurch das Erlebnis des Todes verharmlosen kann; ich halte nur dies für erreichbar, dass sich Menschen in diesen äußersten Grenzsituationen nicht ganz allein fühlen, sich selbst darin etwas besser verstehen und dadurch auch besser mit dem Todesereignis umgehen können.

*Die Phase des Nicht-wahrhaben-Wollens*

Die erste Phase nach der Nachricht vom eingetretenen Tod ... (ist) durch Empfindungslosigkeit zu charakterisieren; man glaubt nicht an den Tod des Partners, fühlt sich selbst wie tot, starr. ... Diese Phase kann von einigen Stunden bis zu etwa einer Woche dauern. ... Die Empfindungslosigkeit entspringt einem Gefühlsschock. Der Trauernde ist unter dem einen starken Gefühl „erstarrt“. Die Empfindungslosigkeit, die einhergeht mit dem Nichtwahrhaben-Wollen des Verlustes, muss als Überwältigung von einem zu starken Gefühl, mit dem nicht umgegangen werden kann, gewertet werden. ...
Die Helfer sollten in dieser Phase zur Bewältigung der alltäglichen Besorgungen und Verrichtungen bereitstehen und auch vieles von dem übernehmen, was mit dem Trauerfall zu tun hat. In dieser Phase ist es wichtig, den Trauernden spüren zu lassen, dass er nicht allein ist, ...
Es mag hilfreich sein, wenn die Helfer ihren Gefühlen keinen Zwang antun und weinen, wenn es ihnen ums Weinen ist.

*Die Phase der aufbrechenden Emotionen*

Der Phase der Empfindungslosigkeit folgt die Phase der aufbrechenden Emotionen: ... der Wut, der Trauer, der Freude. ... auch Ausbrüchen von Zorn ...
Der Zorn scheint in zwei Richtungen zu gehen. ...
Die einen suchen in ihrem Zorn einen Schuldigen für den Tod, für ihren Kummer. Ihn gefunden zu haben, scheint, wenn auch nur für eine gewisse Zeit, den Trauernden zu erleichtern. Die anderen finden den Schuldigen eben in dem Menschen, der sie verlassen hat. ...
Vielleicht ist es aber auch einfach eine Reaktion auf die veränderten Lebensbedingungen. ... Der Tod ... beweist den Hinterlassenen, wie wenig dazu nötig war, um die ganze Lebenssituation zu verändern, wie vergänglich, wie zerbrechlich wir Menschen sind: wie ohnmächtig letztlich dieser Vergänglichkeit gegenüber. ...
Mir scheint, es ist unsere Ohnmacht, die wir angesichts des Todes eines andern Menschen erfahren und die wir bei uns selbst und unserem eigenen Tod fürchten, die dieses Verhalten von Zorn, von Wut, von Niedergeschlagenheit bewirkt. ...
Wenn wir uns ärgern, wenn wir versuchen, die Schuldigen zu finden, oft ja mit beachtlicher Betriebsamkeit, dann spielen wir uns vor, dass wir nicht ganz so hilflos sind. ...
Für den Helfer ist es wichtig, zu wissen, dass das Auftauchen dieser Emotionen wünschenswert ist. Wenn man über den Verstorbenen spricht, ist die Wahrscheinlichkeit, dass diese Emotionen auftreten, größer, als wenn man die Trauernden „ablenkt“. Auch Ablenken kann einmal hilfreich sein, im Allgemeinen aber ist es ein Verdrängen der Situation. Der Trauernde kann sich gar nicht von seinem Verlust ablenken lassen. So ist es besser, sich dem Problem zu stellen und vom Toten zu sprechen.
... Man kann immer wieder feststellen, dass Trauernde neben Zorn, Wut und Trauer immer wieder auch ein tiefes Gefühl der Freude haben, dass diese Beziehung überhaupt existiert hat, dass das ein Stück Leben ist, das ihnen niemand wegnehmen kann, auch der Tod nicht. ...
In dieser Phase ist es wesentlich, dass man das Erleben des Trauernden einfach nur teilt, das heißt zuhört und wirklich anwesend ist und vor allem nicht die eigenen Trauererlebnisse zum Besten gibt.

*Die Phase des Suchens und Sich-Trennens*

Wie sieht dieses Suchen aus? ...
Die Suche scheint bei vielen Trauernden sehr real zu sein. ...
Im Allgemeinen richtet sich die Aufmerksamkeit auf Örtlichkeiten, die der Verstorbene geliebt hat, auf Tätigkeiten usw. Das kann so weit gehen, dass die Trauernden den Lebensstil des Verstorbenen übernehmen.
In diesem Fall müsste man das Suchen als Widerstand gegen die Veränderung sehen.
Andererseits glaube ich aber doch, dass das Suchen den Sinn haben kann, sich immer wieder mit dem Menschen auseinander zu setzen, den man verloren hat. Das vermeintliche Finden stürzt ja den Trauernden, gerade weil er gefunden zu haben meint und dadurch den Verlust neu erleiden muss, wieder in ein emotionales Chaos. Dieses Suchverhalten scheint mir den Menschen immer mehr darauf vorzubereiten, den Verlust zu akzeptieren, ein Leben ohne den Verstorbenen weiter zu leben. ...
Die Trauerarbeit scheint mir dort gelungen zu sein, wo diese Trennung akzeptiert wird, ...(und anerkannt wird), dass mit den alten Lebensumständen nicht mehr zu rechnen ist, dass das eigene Welt- und Selbstverständnis umgebaut werden muss. ...
Mit dem Suchen kann auch eine Bereitschaft, das eigene Leben aufzugeben, verbunden sein: einmal in dem

Sinn, dass man nicht die eigenen Möglichkeiten des Weiterlebens sucht, also nicht auf die Zukunft orientiert ist, sondern an der Vergangenheit klebt, die alten Gewohnheiten behalten will; dann andererseits auch viel konkreter, dass einem das eigene Leben nicht mehr lebenswert erscheint oder dass einen der Umbruch zu mühsam dünkt. Es ist selbstverständlich, dass in dieser Phase des Suchens und Sich-Trennens wie in allen Trauerphasen immer wieder Phasen der Verzweiflung, der Depression oder auch der Apathie auftreten, in denen der Trauernde das Gefühl hat, dass sein Leben nie wieder so sein wird wie zuvor, dass es auch nie mehr lebenswert sein wird, und der Gedanke an den Tod als Ausweg auftaucht.

Diese Phase des Suchens und Sich-Trennens kann Wochen bis Jahre dauern. …
Im Umgang mit Trauernden dieser Phase ist es wichtig, dass man sie nicht drängt, das „unsinnige" Suchen aufzugeben, also den endgültigen Verlust zu akzeptieren. Sicher wird man bei Menschen, die zwei Jahre nach dem Verlust den Tisch immer noch mitdecken, einmal darauf hinweisen können, dass vielleicht das Suchen eine andere Form annehmen müsste. Es ist für den Helfenden manchmal beschwerlich, immer dieselben Geschichten über den Verstorbenen zu hören – immer wieder die Fantasien zu hören, wo denn der Tote sein könnte, der ja eigentlich gar nicht tot ist.

Für den Trauernden ist es wichtig, dass er seine Geschichten, seine Fantasien erzählen kann, immer wieder, weil dadurch seine Emotionen immer wieder geweckt werden.

*Die Phase des neuen Selbst- und Weltbezugs*

Ist einmal die Such- und Trennphase in ein Stadium gekommen, in dem sie nicht mehr das gesamte Sinnen und die gesamte Fantasie des Trauernden beansprucht, dann kann die Phase des neuen Selbst- und Weltbezugs einsetzen. Voraussetzung dafür ist, dass der Verstorbene nun eine „innere Figur" geworden ist; sei dies, dass der Trauernde den Verstorbenen als eine Art inneren Begleiter erlebt, der sich auch wandeln darf, sei es, dass der Trauernde spürt, dass vieles, was zuvor in der Beziehung gelebt hatte, nun seine eigene Möglichkeit geworden ist. Damit ist ein erster Teil der Trauerarbeit abgeschlossen.
Je besser der Trauernde sich in die neuen Rollen hineinfindet, die das Leben von ihm verlangt, je besser er sieht, auch im Zusammenhang mit diesen neuen Rollen, welche Eigenschaften er als Mensch entwickeln kann, um so eher gewinnt er sein Selbstvertrauen und seine Selbstachtung wieder.

Der neue Selbst- und Weltbezug zeichnet sich auch dadurch aus, dass der Verlust jetzt akzeptiert ist, dass viele Lebensmuster, die sich im Bezug auf den verstorbenen Menschen eingespielt haben, „verlernt" sind und eben neue Lebensmuster an ihre Stelle treten, ohne dass der Verstorbene nun einfach vergessen wäre.
In dieser Phase kann er dann die Menschen, die ihn zuvor betreut haben, entbehren, ja diese Helfer können ihrerseits plötzlich zu Hemmenden werden, wenn sie die neue Selbständigkeit und die Veränderung des Trauernden nicht akzeptieren.

aus: Verena Kast: Trauern. Kreuz Verlag, Stuttgart 1982

# M 3

## Beileidsäußerungen

1. Mein aufrichtiges Beileid.

2. Ich kann es selbst noch gar nicht begreifen, dass Sabine tot ist. Sie war eine wirklich gute Freundin für dich. Es tut mir Leid.

3. Ich habe die Sabine auch sehr gern gehabt. Mir wird sie auch fehlen. Ich weiß, wie das ist, wenn man jemanden verliert, den man sehr gern hatte – ich habe das schon erlebt. Ich weiß, wie dir zumute ist. Ich nehme aufrichtig Anteil an deinem Leid.

4. Kopf hoch, das Leben geht weiter. du bist jung, du wirst eine neue Freundin finden.

5. Ich weiß, es ist schrecklich für dich, dass Sabine gestorben ist. Ich leide mit dir. Darf ich dich in den nächsten Tagen besuchen kommen, vielleicht hilft es dir, einmal über alles zu sprechen oder kann ich dir sonst irgendwie helfen?

6. Es tut mir sehr leid, dass deine Freundin Sabine gestorben ist.

Die Autorin

## M 1

### Gedanken über ein Leben nach dem Tod

Weder wünsche ich, noch wünsche ich nicht, dass wir ein Leben nach dem Tode hätten, und ich möchte auch dergleichen Gedanken nicht kultivieren; aber ich muss, um die Wirklichkeit zu Worte kommen zu lassen, feststellen, dass ohne meinen Wunsch und ohne mein Zutun Gedanken solcher Art in mir kreisen. Ich weiß nichts darüber, ob sie wahr oder falsch sind, aber ich weiß, dass sie vorhanden sind und dass sie geäußert werden können, falls ich sie nicht aus irgendwelchem Vorurteil unterdrücke.
*(Erinnerungen 302)*

aus: Carl Gustav Jung, Erinnerungen, Träume, Gedanken.


## M 2

### Auseinandersetzung mit der Frage: Gibt es ein Leben nach dem Tod?

Die Frage nach einer – wie auch immer gearteten – Existenz nach dem Tod hat die Menschen seit jeher beschäftigt. Ungeachtet der oder gerade wegen der Tatsache, dass – wie der Philosoph Karl Jaspers einmal formuliert hat – Vorstellungen vom Zustand des Todes vergeblich sind, lässt sich die Neugier, was nach dem Tod kommt, weder stillen noch scheint sie sich verdrängen zu lassen.
Aber ebenso wie in Bezug auf Tod, Sterben und Trauer im Allgemeinen lassen sich auch hinsichtlich der Frage nach einem Leben nach dem Tod deutliche Veränderungen der Einstellungen der Menschen unserer Gesellschaft feststellen. So ist der in früheren Zeiten allen gemeinsame Glaube an ein Leben nach dem Tod diffusen Vorstellungen bezüglich einer Existenz nach dem Tod gewichen. Das belegt eine im Jahr 1992 durchgeführte repräsentative Umfrage des Instituts für Demoskopie in Allensbach, nach der nur noch rund ein Drittel der befragten Personen (31%) an ein Leben nach dem Tod in irgendeiner Form glaubt, 47% der Befragten verneinen diese Möglichkeit, 22% halten eine Aussage dazu für nicht möglich bzw. machen keine Angaben.
Die Mehrheit der Menschen hat offenbar keine konkrete Hoffnung und Vorstellung von einem Leben nach dem Tod, für sie ist der Tod nichts anderes als das Ende des Lebens.

Die Autorin

## M 3

### Fragebogen

Beschäftigt Sie die Frage, was nach dem Tod sein wird?

| | | | |
|---|---|---|---|
| Nein, nie | | | Ja, oft |

Welcher Aussage würden Sie zustimmen?

( ) ich glaube, der Tod ist das absolute Ende der individuellen Existenz
( ) ich glaube, es gibt eine – wie auch immer geartete – Existenz nach dem Tod
( ) ich bin nicht sicher, was ich glauben kann

Wenn Sie glauben, es gibt eine – wie auch immer geartete – Existenz nach dem Tod, wie stellen Sie sich diese Existenz vor. Bitte beschreiben Sie Ihre Gedanken und Vorstellungen stichwortartig.

________________________________
________________________________
________________________________
________________________________
________________________________
________________________________
________________________________

Ob es ein Weiterleben nach dem Tod gibt, ist für mein Leben ohne Bedeutung

| | | | |
|---|---|---|---|
| Stimmt genau | | | stimmt überhaupt nicht |

Ich hoffe, dass es ein Weiterleben nach dem Tod gibt

| | | | |
|---|---|---|---|
| Stimmt genau | | | stimmt überhaupt nicht |

Die Autorin

# M 1

## Todesnahe Erfahrungen

Todesnahe Erfahrungen – Near Death Experiences – sind die Todes- bzw. Sterbeerfahrungen von Menschen, die bereits einmal klinisch tot, d.h. im medizinischen Sinne gestorben waren, dann aber wiederbelebt werden konnten.
Die Berichte dieser „Schon-einmal-Gestorbenen" weisen weitgehende Übereinstimmungen auf; folgende Aspekte tauchen in den Beschreibungen der Erfahrungen der Menschen an der Grenze des Todes unabhängig voneinander auf:
- viele Personen berichten, sich selbst in der Sterbesituation zu beobachten,
- viele Personen berichten über positive Empfindungen, insbesondere Gefühle der Ruhe und des Friedens,
- häufig wird der Durchgang durch einen dunklen Tunnel, an dessen Ende sich ein strahlendes, jedoch nicht blendendes Licht befindet, beschrieben,
- viele Personen berichten, lichthafte, engelhafte Wesen beobachtet bzw. getroffen zu haben,
- desgleichen tauchen immer wieder Berichte über Begegnungen mit früher verstorbenen Menschen auf,
- während des Sterbeprozesses erfolgt vielfach eine Rückschau auf das eigene Leben,
- viele Personen beschreiben das Gefühl, eine (noch) nicht zu überschreitende Grenze erreicht zu haben, die Umkehr von dieser Grenze und die Rückkehr in den eigenen Körper wird als schmerzhaft erlebt und wurde nicht gewollt.

Die Autorin

# M 2

## Erfahrungsbericht I

*Frau F. L. war eine halbe Stunde klinisch tot. Ihr Herz wurde durch eine Adrenalin-Injektion wieder in Gang gesetzt. Als sie die Augen aufschlug, erzählte sie:*

„Ich war sehr weit fort. Haben Sie mich zurückgerufen? ... Wie es eigentlich gekommen ist, weiß ich nicht mehr. Auf einmal hörte ich ein ganz feines, hohes Sausen. Oder waren es die Farben, die um mich her waren, die diese Töne ausstrahlten? Ich schwebte in einem langen Schacht, der erst ganz eng schien und dann immer weiter wurde, immer weiter, je weiter ich vorwärts schwebte. Über mir war ein dunkles Rot und vor mir ein schwarzes Blau, das aber, je höher ich den Blick hob, immer heller wurde. Ich bewegte mich in diesem Tunnel vorwärts. Die Schwerelosigkeit war wundervoll. Aus weiter Ferne hörte ich eine Stimme. Das war nicht mehr das Singen und Summen der Farben, sondern diese Stimme nannte meinen Namen. Ich kannte diese Stimme, und ich weiß auch, dass ich überlegte, wem diese Stimme wohl gehörte. Als ich durch den Tunnel schwebte, fiel es mir nicht ein. Aber jetzt weiß ich es. Es war die Stimme eines Menschen, der vor vielen Jahren starb und an den ich oft gedacht habe. Ich beeilte mich, vorwärts zu kommen, denn ich wollte den finden, der nach mir rief. Ich musste ihn irgendwo dort suchen, wo das dunkle Blau aus der Öffnung dieses Trichters mir entgegenwuchs. Das Summen wurde schöner und heller. Auch die Farben wurden klarer und schienen in einem bunten Spiel von tausend Nuancen ineinander überzugehen und sich wieder wie ein Strauß auseinander zu falten. Jede Farbe hatte einen Ton. Und alle diese Farben und Töne zusammen ergaben eine wundervolle Musik, die mich erfüllte und mich vorwärts zog."

aus: Johann Christoph Hampe, Sterben ist doch ganz anders. Kreuz Verlag, Stuttgart 1975

# M 3

## Erfahrungsbericht II

„Ich war ein Mädchen von zehn Jahren. Meine Eltern gingen mit mir im Sommer gern ins Schwimmbad am Fluss. Das Kinderbassin war mit Brettern ausgeschalt. Ich konnte dort gut stehen, wenn ich mit den anderen Kindern spielte. Einmal aber rutschte ich auf dem glitschigen Boden plötzlich aus. Ich ging sofort unter, kam wieder nach oben, verlor aufs Neue das Gleichgewicht und ging wieder und nun vollständig unter. Ich weiß nicht, wie lange mein Ertrinken dauerte. Aber ich weiß, dass ich bei vollem Bewusstsein war. Hinterher konnte ich mich daran erinnern, dass ich eine Grenze überschritten habe und in eine neue Wirklichkeit eintrat. Eine Fülle von Licht umstrahlte mich. Die Hauptfarbe war rot; sie ging über ins Gelb und Orange. Wenn ich sage ‚umstrahlte', so ist mir das als eine Wirklichkeit erinnerlich, die sich der Art unseres Wahrnehmens entzog. Es war ein Wahrnehmen im wörtlichen Sinne, ein Umfangenwerden von etwas so Liebevollem, Zartem, dass ich auch heute noch keine Worte dafür habe. Ich blieb anwesend bei vollem Bewusstsein und legte mich einfach, wie ich sagen möchte, in diese große Hand von Licht hinein ... bis mich meine Mutter an den Haaren emporzog. Ich brauchte lange Zeit, diese Enttäuschung zu überwinden, wieder ‚diesseits' der Grenze und diesem Licht entzogen zu sein. Ich konnte meiner Mutter nicht danken."

aus: Johann Christoph Hampe: Sterben ist doch ganz anders. Kreuz Verlag, Stuttgart 1975

# M 1

*Lukrez:*

## Die Seele stirbt wie der Leib

Dass mit dem Körper zugleich die Seele auch werde und wachse,
Nehmen wir wahr, und dass sie mit ihm abnehme im Alter.
Denn wie des Kindleins Gang bei zartem und schwächlichem Körper
Schwankt, so entbehrt auch der Geist, noch schwach, der sicheren Richtung.
Doch ist der Jüngling darauf zum kräftigen Alter erwachsen,
Wächst auch der Wille zugleich und gewinnt das Denken an Stärke.
Ist von des Alters gewaltiger Macht dann der Körper entkräftet,
Haben die Glieder, erschlafft, die frühere Spannkraft verloren.
Alsdann erlahmt auch der Geist, es stockt die Sprache, der Wille
Wankt, und alles zugleich nimmt ab, und die Kräfte versagen.
Also muss die Natur der Seele dann auch sich zerstreuen
Gleichwie ein Rauch hinauf in die luftigen Höhen des Äthers;
Sehn wir doch beide zugleich miteinander werden und wachsen
Und dann, wie ich gezeigt, im Alter ermüdet erschlaffen.

aus: Lukrez: De rerum natura, III, übersetzt von Wilhelm Nestle, erschienen im
Eugen Diederichs Verlag, Jena, Seite 445f

# M 2

*Kurt Marti:*

## was kommt nach dem tod

was kommt nach dem tod?
    nach dem tod
    kommen die rechnungen
    für sarg, begräbnis und grab

was kommt nach dem tod?
    nach dem tod
    kommen die wohnungssucher
    und fragen ob die wohnung erhältlich

was kommt nach dem tod?
    nach dem tod
    kommen die grabsteingeschäfte
    und bewerben sich um den auftrag

was kommt nach dem tod?
    nach dem tod
    kommt die lebensversicherung
    und zahlt die versicherungssumme

was kommt nach dem tod?

aus: K. Marti, Werkauswahl in fünf Bänden, in: Namenszug mit Mon


- Welcher Aspekte über die Nahtodeserf. werden im Text veranschaulicht?
- Wie beurteilen Sie den Text? glaubhaft etc.
- Welche Auswirkung hat eine solche Erfahrung auf Einstellung zum Tod / zum Leben?

## M 3

### Tod – Begräbnis – Grab

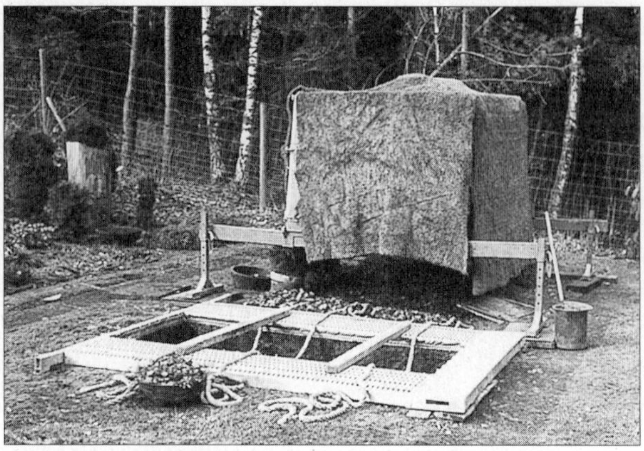

*epd – bild/Oberück*

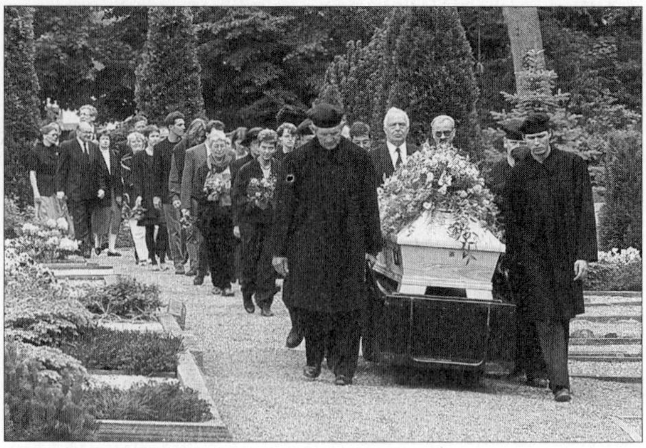

*epd – bild/Stoss*

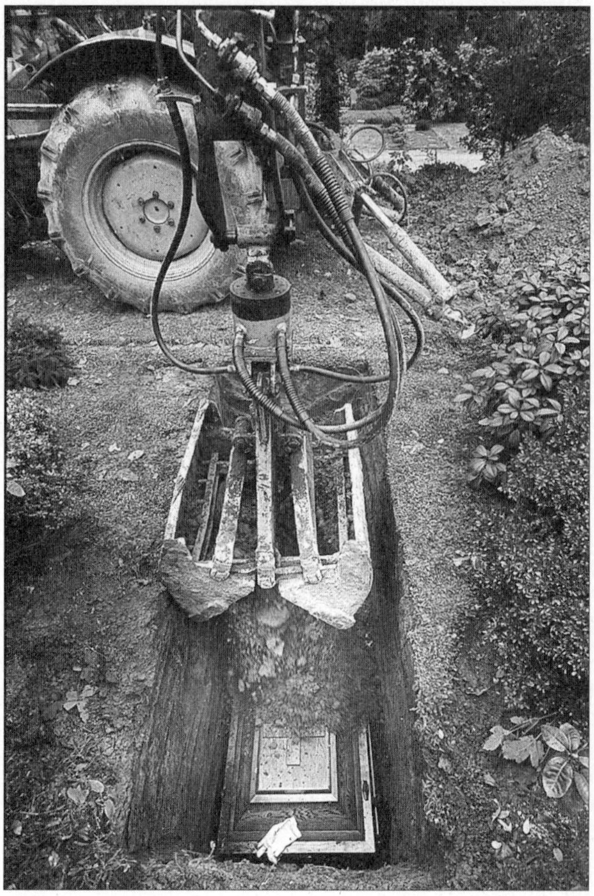

*epd – bild/Daams*

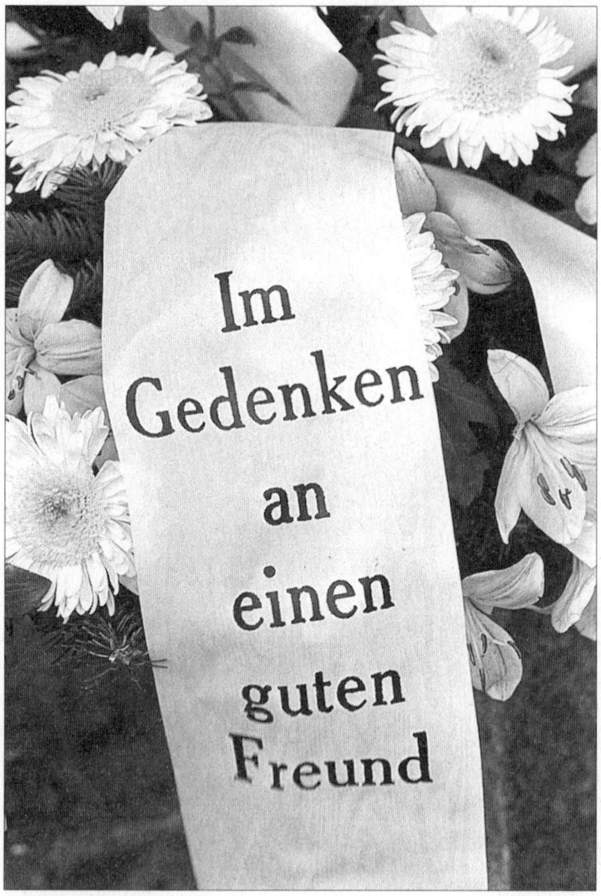


*epd – bild/Zenit*

## M 1

*Adalbert Stifter:*

### Wie es sein wird

Wie es sein wird, wenn wir die Grenze dieses Lebens betreten haben, wenn sein letzter Atemzug vorbei ist – wer kann es sagen? Dass alles, was göttlich ist, nicht untergehen kann, ist gewiss: geht doch nicht einmal ein Sandkorn verloren, nicht einmal ein Wassertropfen, wir wissen es, und wir sehen es, dass beides nicht *Nichts* werden könne, sondern dass es nur die Gestalt wechselt. Was wir ja auch tun, nur langsamer und nicht so sichtlich, wie es bei einem Wassertropfen oft der Fall ist, der als Dunst in die flüssige Luft geht. Das Sterben ist wie das Geborenwerden für uns die erste auffällige Veränderung. Bei der Geburt sehen wir plötzlich den neuen Menschen, wir glauben ihn in dem Augenblicke entstanden, weil er für unser Auge da ist; aber der Beginn seiner Entstehung liegt anderswo und ist so unscheinbar und klein, dass ihn kein menschliches Werkzeug der Wissenschaft entdecken kann. Könnte es mit dem Sterben nicht auch so sein? Nur *ein* Augenblick des Sterbens ist für uns sichtbar, das Aufhören des Atmens. Stirbt der Mensch nicht unausgesetzt jahrelang vor seinem Tode, ja seit seiner Geburt – und lebt er nicht noch nach dem Aufhören des Atmens wer weiß wie lange? Dies gilt sogar von dem allmählichen Übergange des bloßen Stoffes. Was in uns denkt, fühlt, liebt, hasst, Gott anbetet, ins Jenseits übergreift, ist sogar ein ganz und gar Unwandelbares und kann nur mehr nur minder von Einflüssen gehemmt oder gefördert werden. Es ist, wir können sein Nichtsein nicht denken und heißen es in höchster Fülle Gott. Wie dasselbe ohne menschlichen Körper *ist*, können wir nicht fassen, weil wir nur durch den Körper fassen wie der, welcher von der Seite eines Berges sieht, nie, so lange er sich dort befindet, sehen kann, was hinter dem Rücken des Berges ist; aber was auch sein möge hinter jener Grenze, die unsere Augen schließt: Es ist *das Beste, Herrlichste und Weiseste*, dessen dürfen wir gewiss sein, das lehrt das Stück Leben, welches wir *Diesseits* nennen, hinreichend, unsere Vernunft kann es nicht anders vorstellen, und Gott wäre nicht Gott, wenn es anders wäre.

A. Stifter, Aus einem Brief an Heckenast vom 12. Juni 1856,
aus: Begegnungen, Lesebuch für Gymnasien, Band 6,
Hermann Schroedel Verlag, Hannover 1977, S. 164

## M 2

*Marie Luise Kaschnitz:*

### Ein Leben nach dem Tode

Glauben Sie fragte man mich
An ein Leben nach dem Tode
Und ich antwortete: ja
Aber dann wußte ich
Keine Auskunft zu geben
Wie das aussehen sollte
Wie ich selber
Aussehen sollte
Dort

Ich wußte nur eines
Keine Hierarchie
Von Heiligen auf goldnen Stühlen
Sitzend
Kein Niedersturz
Verdammter Seelen
Nur

Nur Liebe frei gewordne
Niemals aufgezehrte
Mich überflutend

Kein Schutzmantel starr aus Gold
Mit Edelsteinen besetzt
Ein spinnwebenleichtes Gewand
Ein Hauch
Mir um die Schultern
Liebkosung schöne Bewegung
Wie einst von tyrrhenischen Wellen
Wie von Worten die hin und her

Wortfetzen
Komm du komm

Schmerzweb mit Tränen besetzt
Berg-und-Tal-Fahrt
Und deine Hand
Wieder in meiner

So lagen wir lasest du vor
Schlief ich ein
Wachte auf
Schlief ein
Wache auf
Deine Stimme empfängt mich
Entläßt mich und immer
So fort

Mehr also, fragen die Frager
Erwarten Sie nicht nach dem Tode?
Und ich antworte
Weniger nicht.

aus: Marie Luise Kaschnitz, Kein Zauberspruch.

# M 1

## Der Tod im Buddhismus

*– Wunschlosigkeit im Nirwana –*

Zum Buddhismus bekennen sich etwa 300 Millionen Gläubige, vor allem in Hinterindien, Tibet, China, Japan und Ceylon. Sein Gründer ist Buddha (560 bis 480 v.Chr.), ein indischer Fürstensohn, der sich mit 29 Jahren aus dem weltlichen Leben zurückzog, Frau und Kind verließ und die gelbe Kutte eines Mönches anzog. Er lebte ein Leben der Entsagung und kam so zur Erleuchtung.

Auch der Buddhismus kennt die Vorstellung von der Wiedergeburt. Der Mensch wird so oft wieder geboren, wie er noch nicht zu einer wirklichen Selbstlosigkeit gefunden hat. Nur so kann er dem Leiden der Welt entfliehen. Ursache allen Leidens in der Welt ist nach der Lehre Buddhas die Lebensgier. Heilung kann also nur durch Entsagung erfolgen. Nur der wunschlose Mensch, der nichts mehr will, weder Himmel noch Erde, weder Leben noch Tod, weder Freude noch Leid, wird nichts mehr verlieren können. So ist eben das Nichts die höchste Erlösung, das Nirwana. Sie kann zum Gleichmut, aber auch zur Gleichgültigkeit in diesem Leben führen. So werden bestimmte Haltungen verständlich, wie wir sie bei buddhistischen Gläubigen kennen: Japanische Kamikazeflieger z.B., die sich als lebende Bomber auf feindliche Ziele stürzen, oder vietnamesische Mönche, die sich selbst verbrennen.

Wer erkannt hat, von den Dingen dieser Welt und seinen egoistischen Wünschen abzusehen, der ist erlöst. So ist der Tod, der den Menschen alles wegnimmt, was er krampfhaft festhält, der beste Prediger der Wunschlosigkeit: Er lehrt, loszulassen und darüber gelassen zu werden. Deshalb ist für buddhistische Mönche die Erinnerung des Todes von großer Bedeutung. Sie werden angewiesen, sich auf einem Friedhof oder in einem Grab niederzulassen und über die Asche der Körper, die verbrannt worden sind, und über die Leichen, die dort in verschiedenen Stadien des Verfalls liegen, nachzudenken.

aus: Peter Neysters/Karlheinz Schmitt, Denn sie werden getröstet werden. Das Hausbuch zu Leid und Trauer, Sterben und Tod. Kösel Verlag, München [2]1994, S. 122

# M 2

## Der Tod im Hinduismus

*– Wiedergeborenwerden bis zur endgültigen Einheit mit dem Weltgeist Brahman –*

Der Hinduismus ist die Religion der Inder, die im ersten Jahrtausend vor Christus aus dem Brahmanismus entstanden ist. Zum Hinduismus bekennen sich heute ungefähr 700 Millionen Menschen. Die Hindus verehren viele Götter, doch gibt es eine höchste Gottheit Brahman, in der alle Götter vereinigt sind. Mit ihm sollen auch alle Menschen vereinigt werden. Die Hindus glauben, dass sie vorerst so viele Male wieder geboren werden, bis sie gut genug sind, endlich mit dem Weltgeist – Brahman – eins zu sein. Dann erst sind sie erlöst. Bis dahin werden sie je nach ihrem Lebenswandel nochmals in einem neuen Leben wieder geboren. Wer gut ist, dem geht's gut, wer schlecht ist, dem geht's schlecht. Die Seele verbessert oder verschlechtert sich im nächsten Leben, je nachdem, wie sie im vorhergehenden Leben gelebt hat.

So glauben die Hindus, dass ihre Seele solange durch Pflanzen, Tiere und Menschen wandert, bis sie gut genug ist, um endlich bei Gott zu sein. Der Tod ist also eine Station auf dem Weg, ein Durchgangsstadium bis zum endgültigen Einswerden mit dem Weltgeist.

Ein Hindu, der weiß, dass er bald sterben muss, wird – wenn irgend möglich – zur Stadt Benares reisen, um mit dem Wasser des Flusses Ganges seine Sünden abzuwaschen. Er tut das in der Hoffnung, im kommenden Leben zu einem besseren Leben wieder geboren zu werden. Verstorbene werden am Ganges gleich auf eine Bahre gelegt und zum Verbrennungsplatz getragen. Dort wird ein Scheiterhaufen errichtet und der Körper unbekleidet daraufgelegt: Der Mensch muss die Welt so nackt verlassen, wie er sie betreten hat. Dabei werden Verse aus dem heiligen Buch der Hindus, dem Rigweda, gesprochen:

*„Seele des Verstorbenen, fahr dahin, zieh deines Weges – des alten Weges – den unsere Vorfahren vor dir gegangen; schau auf zu den beiden Königen, den Mächtigen, Varuna und Yama, die sich erfreuen an Opfergaben; mögest du vereint werden mit den Vätern und den Lohn empfangen für alle deine Opfergaben, die dort oben gehäuft sind. Kehre wieder zurück in deine Heimat; nimm eine herrliche Gestalt* an.“

Wenn der Leichnam halb oder ganz verbrannt ist, wird sein Schädel gespalten, damit die Seele herausfahren und die Götterwelten erreichen kann. In jedem hinduistischen Haus wird am 8. Tag des Monats mit einem Trankopfer der Verstorbenen gedacht.

aus: Peter Neysters/Karlheinz Schmitt, Denn sie werden getröstet werden. Das Hausbuch zu Leid und Trauer, Sterben und Tod. Kösel Verlag, München [2]1994, S. 120f

## M 3

### Der Tod im Islam

*– Pforte zum Paradies –*

Der Islam ist die jüngste der großen Weltreligionen und sowohl vom Judentum wie auch vom Christentum beeinflusst. Er geht auf den Propheten Mohammed zurück (569–632 n.Chr.). Zum Islam zählen heute etwa 800 Millionen Gläubige. Er breitet sich zunehmend aus. Das Wort Islam bedeutet „Unterwerfung" – unter Allah, dem Gott des Islam. Allah fordert die Erfüllung seiner Gebote. Er richtet die Menschen nach deren Taten.

> Wer sein Angesicht Allah hingibt und Gutes tut,
> der hat seinen Lohn bei seinem Herrn.
>
> Koran 2, Sure 106

Der Sünder aber wird mangels Verdiensten in die ewige Feuerspein gestoßen. Im Tode zieht Allah das Fazit aus dem Ertrag des Lebens. Für die Beurteilung des Menschen im Weltgericht gilt vor allem die Befolgung der fünf Grundgesetze des Islam. In einem Bild ausgedrückt bedeutet dies: Unser Leben ist der Weg zum Paradies. Wenn wir regelmäßig zu Allah beten, liegt der halbe Weg hinter uns. Wenn wir fasten, kommen wir bis an die Pforte des Paradieses. Wenn wir armen Menschen Almosen geben, wird uns der Eingang geöffnet. Wenn sich der Mensch für seinen Glauben an Allah eingesetzt hat und einmal im Leben zum Heiligtum nach Mekka gepilgert ist, dann wird er nach seinem Tod im Paradies weiterleben.
Das Paradies stellen sich die Moslems als einen wunderschönen schattigen Garten vor, in dem ewiger Frühling herrscht. Sie hoffen, von Allah mit ewiger Freude belohnt zu werden.
Nach seinem Tod wird der Moslem in ein Grab gelegt – mit dem Gesicht Mekka zugewandt. Derjenige, der in das Grab hinabsteigt, um den Verstorbenen dort zu betten, muss barfuß und barhäuptig sein, seine Kleider aufknöpfen und sprechen:

> Im Namen Allahs.
> Gott gib,
> dass dieser Tote
> mit seinem Propheten vereinigt wird.
> Gott, wenn er ein Wohltäter war,
> vermehre seine Wohltätigkeit,
> wenn er schlecht gehandelt hat,
> vergib ihm,
> hab Erbarmen mit ihm
> und lass ihm seine Sünden nach.

Mit Ausnahme der Märtyrer und anderer, die unmittelbar nach dem Tod ins Paradies eintreten, warten die Toten in ihren Gräbern auf die Auferstehung und das Weltende.

aus: Peter Neysters/Karlheinz Schmitt, Denn sie werden getröstet werden. Das Hausbuch zu Leid und Trauer, Sterben und Tod. Kösel Verlag, München [2]1994, S. 129f

## M 4

### Der Tod im Judentum

*– Die Toten schlafen –*

Zum Judentum bekennen sich heute etwa 18 Millionen Glaubende. Für den Juden bedeutet der Tod kein endgültiges Scheiden. Deshalb sind die Namen des Todesortes auch keine Bezeichnungen der Trauer und des Endes. Im Gegenteil: Der Friedhof heißt bei den Juden „Haus des Lebens". Manchmal wird er auch „Guter Ort" genannt. Nur in Israel hat sich heute die weltliche Bezeichnung „Ort der Gräber" durchgesetzt. Die Toten „schlafen" im Staub der Erde, bis sie von Gott aufgrund seines großen Erbarmens wieder belebt werden. Dadurch verliert der Tod – so schmerzlich auch das Sterben eines lieben Menschen empfunden wird – seinen Schrecken. Der Begräbnisort deutet auch auf die kommende Welt und auf die Auferstehung der Toten hin.
Der jüdische Begräbnisort gilt als Ruheplatz des Verstorbenen in der „Weltzeit", d.h. bis zum Kommen des Messias. Während das Christentum als übliche Ruhezeit bis zur vollständigen Verwesung der Toten den Zeitraum von 20 bis 25 Jahren akzeptiert, bleibt das jüdische Grab Eigentum des in ihm Ruhenden für alle Zeit. Deshalb darf im Normalfall der jüdische Friedhof nicht verlegt, veräußert oder bebaut werden. Die Ehrfurcht vor dem Tode und den Toten wird nur durch die vor dem Leben und den Lebenden übertroffen.

aus: Peter Neysters & Karlheinz Schmitt, Denn sie sollen getröstet werden. Das Hausbuch zu Leid und Trauer, Sterben und Tod. Kösel Verlag, München [2]1994, S. 123

## M 5

### Der Tod im Christentum

In früheren Zeiten hatte die christliche Tradition eine Reihe von Bildern zur Hand, mit denen sich die Menschen das Schicksal nach dem Tode erklärten. Diese Bilder beruhten weitgehend auf den Weltbildern der Antike und des Mittelalters. So entwickelten sich folgende Vorstellungen:

- Im Augenblick des Todes trennt sich die Seele vom Leib.
- Die Seele tritt vor Gott, und Gott richtet den Menschen nach dem, was er an Gutem und Bösem in seinem Leben getan hat. Wichtig waren hier vor allem sein Glaube und sein Handeln unmittelbar vor dem Tod.
- Die Seelen der schwer Schuldigen werden in die Verdammnis, in die Hölle gestoßen. Dort sind sie den Qualen und Folterungen der Teufel ausgeliefert. Sie leiden unter der Gottesferne. – Wer in der Gnade Gottes und im rechten Glauben gestorben ist, gelangt

unmittelbar in den Himmel, zur Anschauung Gottes und nimmt Teil am Glück der Engel und seligen Geister.
- Die Menschen, die zwar schuldig, aber nicht mit schwerer Schuld gestorben sind, kommen in einen Reinigungsort: das Fegefeuer. Dort erleiden sie Qualen und Not, aber nach einer Zeit kommen auch sie in den Himmel.
- Am Ende aller Zeiten findet ein großes allgemeines Gericht über alle Menschen statt. Jetzt werden die Leiber der Verstorbenen wieder mit der Seele vereinigt. Das ist die endgültige „Auferstehung des Fleisches".
- Bei diesem großen Weltgericht führt Gott die Menschheit zu einer großen Gemeinschaft zusammen. Die gesamte Schöpfung wird umgewandelt in eine neue Welt Gottes.

Viele dieser Vorstellungen sind uns heutigen Menschen fremd geworden. Wir stellen uns das Jenseits des Todes nicht mehr so anschaulich vor, d.h. weder so schrecklich noch so beglückend. Wie aber können wir das, was mit diesen alten Bildern gemeint ist, für uns in unser heutiges Verstehen übertragen?

aus: Peter Neysters/Karlheinz Schmitt, Denn sie werden getröstet werden. Das Hausbuch zu Leid und Trauer, Sterben und Tod. Kösel Verlag, München ²1994, S. 145

## M 6

### Himmel und Hölle

Wir Christen hoffen auf den neuen Menschen, den neuen Himmel und die neue Erde in der Vollendung des Reiches Gottes. Wir können von diesem Reich Gottes nur in Bildern und Gleichnissen sprechen. Diese Bilder und Gleichnisse vom großen Frieden der Menschen und der Natur im Angesichte Gottes, von der einen Mahlgemeinschaft der Liebe, von der Heimat und dem Vater, vom Reich der Freiheit, der Versöhnung und der Gerechtigkeit, von den abgewischten Tränen und vom Lachen der Kinder Gottes – sie alle sind genau und unersetzbar. Wir können sie nicht einfach „übersetzen", wir können sie eigentlich nur schützen, ihnen treu bleiben und ihrer Auflösung in die geheimnisleere Sprache unserer Begriffe und Argumentationen widerstehen, die wohl zu unseren Bedürfnissen und von unseren Plänen, nicht aber zu unserer Sehnsucht und von unseren Hoffnungen spricht.

Das eben ist die Hölle: nur um sich selber kreisen, nicht lieben können und wollen, Egoismus, Abhängigkeit von Geld und Macht. Solch eine Lebensart führt in Einsamkeit, in ein Leben, das dem Tod und dem Reich des Todes sehr nahe ist. Ein Leben der Lieblosigkeit und Verlassenheit.

Die Hölle, das ist eben das Gegenteil vom Reich Gottes, von Liebe und Gerechtigkeit.
Ob Gott je einen Menschen einer solchen Hölle endgültig überlässt? Ob Gott will, dass je ein Mensch auf ewig ungeliebt und liebesunfähig bleibt?
Gottes Gericht verurteilt nicht. Gott nimmt jedoch jeden Menschen in seiner Freiheit ernst. Dies kann auch eine Freiheit des Egoismus, des Hasses und der Gier sein. Gott verhindert nicht, dass ein Mensch sich sein Leben in eigener Freiheit zur Hölle macht – vielleicht auf ewig!
Die Hoffnung der Christen ist jedoch, dass im Tod und im Angesicht des liebenden Gottes jeder Mensch sich von dessen Liebe und seinem Erbarmen erfassen und überwältigen lässt. Gott jedenfalls will nicht, dass das Leben der Menschen zur Hölle wird und eine Hölle bleibt. Er will das Heil und das Leben aller Menschen im Reich Gottes. So verstanden, kann uns die Rede von der Hölle den Ernst und die Würde der menschlichen Freiheit vor Augen führen, die zwischen Leben und Tod zu wählen hat. In diesem Sinne ist die Hölle in der Bibel nicht Beschreibung einer Wirklichkeit, sondern eine ernste Mahnung, die eigene Freiheit nicht mit einem Leben in Hass und Egoismus zu verschleudern, sondern zu einem Leben im Miteinander und im Frieden zu nutzen. Hölle ist keine Ortsbeschreibung, sondern die Warnung vor einem tödlichen Leben in völliger Unzufriedenheit.

aus: Peter Neysters/Karlheinz Schmitt, Denn sie werden getröstet werden. Das Hausbuch zu Leid und Trauer, Sterben und Todl. Kösel Verlag, München ²1994, S. 155f

## M 7

### Gott ist kein penibler Buchhalter

Gott ist kein penibler Buchhalter, der uns dann völlig überraschend unsere guten und bösen Taten vorhalten wird. Gott ist kein richtender Gott, der uns belohnen oder bestrafen will. Gott ist ein liebender Gott. Darin besteht letztlich das Gericht Gottes, wenn wir es uns überhaupt irgendwie vorstellen können: Im Tod werden wir durch seine Liebe sozusagen entwaffnet. Dann können wir ganz zu uns selbst stehen, zu dem, was wir gewesen sind, zu unseren Fehlern und Schwächen, zu Sünde und Schuld, zu unseren Erfolgen und Leistungen, zu unserer Liebe und Gerechtigkeit, zu unseren Träumen und Sehnsüchten. Wir erkennen uns selbst, so, wir wir wirklich sind – frei von allen Fesseln der Zeit, der Gesellschaft und der Umstände.

aus: Peter Neysters/Karlheinz Schmitt, Denn sie werden getröstet werden. Das Hausbuch zu Leid und Trauer, Sterben und Tod. Kösel Verlag, München ²1994, S. 154

## M 1

*Marie Luise Kaschnitz:*

### Nicht mutig

Die Mutigen wissen
Daß sie nicht auferstehen
Daß kein Fleisch um sie wächst
Am jüngsten Morgen
Daß sie nichts mehr erinnern
Niemandem wiederbegegnen
Daß nichts ihrer wartet
Keine Seligkeit
Keine Folter
Ich
Bin nicht mutig.

aus: Marie Luise Kaschnitz, Kein Zauberspruch.


## M 2

*Bertolt Brecht:*

### Gegen Verführung

1

Laßt euch nicht verführen!
Es gibt keine Wiederkehr.
Der Tag steht in den Türen;
Ihr könnt schon Nachtwind spüren:
Es kommt kein Morgen mehr.

2

Laßt euch nicht betrügen!
Das Leben wenig ist.
Schlürft es in schnellen Zügen!
Es wird euch nicht genügen
Wenn ihr es lassen müßt!

3

Laßt euch nicht vertrösten!
Ihr habt nicht zu viel Zeit!
Laßt Moder den Erlösten!
Das Leben ist am größten:
Es steht nicht mehr bereit.

4

Laßt euch nicht verführen
Zu Fron und Ausgezehr!
Was kann euch Angst noch rühren?
Ihr sterbt mit allen Tieren
Und es kommt nichts nachher.

aus: Bertholt Brecht, Gesammelte Werke.


## M 3

### Was soll mir ein Leben im Himmel?

Auch heute noch, 20 Jahre nach dem Tod ihres Mannes, nachdem die Kinder herangewachsen sind, sagt sie: „Was die Kirche verspricht vom ewigen Leben, eigentlich interessiert es mich nicht. Was soll mir ein Leben bei Gott, was soll mir ein Leben im Himmel? Ich will mit meinem Mann leben, ich will mit meinem Mann beisammen sein. Etwas anderes bedeutet kein Glück, keine Erfüllung für mich.“

aus: Peter Neysters/Karlheinz Schmitt, Denn sie werden getröstet werden. Das Hausbuch zu Leid und Trauer, Sterben und Tod. Kösel Verlag, München $^{2}$1994, S. 139

## M 4

*W. I. Lenin:*

### Die Hoffnung auf das Jenseits – Trost für Ausbeutung

Die Religion ist eine Art geistigen Druckes, der überall und allenthalben auf den Volksmassen lastet, die durch ewige Arbeit für andere, durch Not und Vereinsamung niedergedrückt werden. Die Ohnmacht der ausgebeuteten Klassen im Kampfe gegen ihre Ausbeuter erzeugt ebenso unvermeidlich den Glauben an ein besseres Leben nach dem Tode, wie die Ohnmacht des Wilden in seinem Kampfe mit der Natur den Glauben an Götter, Teufel, Wunder und dergleichen hervorruft. Demjenigen, der sein Leben lang arbeitet und Not leidet, lehrt die Religion Demut und Geduld hienieden, und sie vertröstet ihn mit Hoffnungen auf himmlischen Lohn. Diejenigen aber, die von fremder Arbeit leben, lehrt die Religion Wohltätigkeit hienieden, womit sie ihnen eine recht billige Rechtfertigung ihres ganzen Ausbeuterdaseins gibt und zu annehmbaren Preisen Eintrittskarten zur himmlischen Seligkeit verkauft. Die Religion ist Opium fürs Volk. Die Religion ist eine Art geistiger Fusel, in dem die Sklaven des Kapitals ihre Menschenwürde und ihren Anspruch auf eine halbwegs menschenwürdige Existenz ersäufen.

aus: W. I. Lenin, Aus den Schriften 1895–1923, München 1967, S. 259

## M 1

*Erich Fried:*

### Vielleicht

Gedichte
die viel zerstörbarer sind
als Stein
werden vielleicht
mein Haus aus Stein
überdauern

Wenn sie alt werden
werden sie
nicht greisenhaft werden
wie vielleicht ich
Sie werden keinem
Zur Last fallen
wie vielleicht ich

Und sie werden vielleicht
etwas
von dem
was ich bin
bewahren

wenn ich
es nicht mehr
bewahren kann
vor oder in
meinem Tod

aus: Erich Fried, Liebesgedichte. Verlag Klaus Wagenbach, Berlin 1979, Neuauflage 1995, S. 65

## M 2

*Lao-Tse:*

### Unsterblichkeit

Andere durchschauen ist Umsicht;
Sich selbst durchschauen ist Einsicht.
Andre lenken ist Können;
Selbst sich lenken ist Macht.
Beginnen können ist Stärke;
Vollenden können ist Kraft.
Nicht-Zerfall ist Ewigkeit;
Nicht-Nichtigkeit nach dem Tod ist
Unsterblichkeit.

aus: Führung und Kraft aus der Ewigkeit.


## M 3

### Antworten auf die Frage: „Wenn ich nur noch einen Tag zu leben hätte"

(1) „Menschen, die ich besonders gern habe, würde ich mit Riesengeschenken eine Freude bereiten ... Wenn sie einen Blick aufs Geschenk werfen, sollen sie an mich denken." Gymnasiastin, 15 Jahre

(2) „Auf jeden Fall würde ich so auftreten, dass man nach meinem Tode noch überall von mir spricht und ich in guter Erinnerung bleibe."
Berufsschüler (KFZ-Mechaniker), 17 Jahre

(3) „Wenn ich Geld besäße, würde ich es für einen gemeinnützigen Zweck verwenden (z.B. Rotes Kreuz). In diesem Geld würde ich ‚weiterleben'. Andere Menschen erfahren damit Hilfe, die ich eben in Form von Geld für sie geleistet habe."
Gymnasiast, 15 Jahre

(1) „Ich würde das Volk von einem Tyrannen befreien, nicht nur um des Volkes willen, sondern um auch in die Geschichte einzugehen."
Gymnasiastin, 14 Jahre

aus: G. Klemphauer, Wenn ich nur noch einen Tag zu leben hätte. © by Hänssler-Verlag, Neuhausen 1985, S. 72

## M 4

### Vergeblich ...

Wir haben Angst vor dem Tode. ...
Die Angst vor dem Tode ist die Angst vor dem Nichts.
... Die Angst vor dem Tode ist die Angst vor dem, was nach ihm kommt ... .
Vergeblich ist der Trost in einem Fortbestehen in der Erinnerung anderer, mit dem Fortleben in der Familie, mit dem Unvergänglichen der hervorgebrachten Werke, mit einem Ruhm durch die Zeiten. Nicht nur, was ich bin, was andere sind, die Menschheit und alles, was sie hervorbringt und verwirklicht, hat ein Ende. Es sinkt in Vergessenheit, als ob es gar nicht gewesen wäre.

Karl Jaspers, Wir haben Angst vor dem Tode ... , aus: Kleine Schule des philosophischen Denkens.

## M 1

*Jewgenij Jewtuschenko:*

### Was kommt nach dem Tod

Jeder hat seine eigene, geheime, persönliche Welt.
Es gibt in dieser Welt den besten Augenblick,
es gibt in dieser Welt die schrecklichste Stunde;
aber dies alles ist uns verborgen.
Und wenn ein Mensch stirbt,

dann stirbt mit ihm sein erster Schnee
und sein erster Kuss und sein erster Kampf …
all das nimmt er mit sich.

Was wissen wir über die Freunde, die Brüder,
was wissen wir schon von unseren Liebsten?
Und über unseren eigenen Vater
wissen wir, die wir alles wissen, nichts.

Die Menschen gehen fort …

Da gibt es keine Rückkehr.
Ihre geheimen Welten können nicht wieder entstehen.
Und jedes Mal möchte ich von neuem
diese Unwiederbringlichkeit hinausschreien.

aus: G. Lohfink, Katechetische Blätter 100, 1975, S. 611f

## M 2

*Kurt Marti:*

### ihr fragt

ihr fragt
wie ist
die auferstehung der toten?
        ich weiß es nicht

ihr fragt
wann ist
die auferstehung der toten?
        ich weiß es nicht

ihr fragt
gibts
eine auferstehung der toten?
        ich weiß es nicht

ihr fragt
gibts
keine auferstehung der toten?
        ich weiß es nicht

ich weiß
nur
wonach ihr nicht fragt:
        die auferstehung derer die leben

ich weiß
nur
wozu Er uns ruft:
        zur auferstehung heute und jetzt

aus: Kurt Marti, Werkauswahl in fünf Bänden, in: Namenszug mit Mond, Gedichte. © 1996 Verlag Nagel & Kimche AG Zürich/Frauenfeld, S. 123

## M 3 Lasst uns ein Fest feiern!

Es war einmal ein armer Holzhacker, der lebte glücklich und zufrieden mit seiner Familie in einem kleinen Hause am Rande des Waldes. Obgleich er sich mit Holzfällen nur mühsam sein tägliches Brot verdiente, klang nach Feierabend für gewöhnlich Lachen und Singen aus dem kleinen Haus, so dass die Leute sich verwunderten. Eben dies aber ärgerte den König des Landes, dessen Weg zum Schloss ihn täglich am kleinen Haus vorbeiführte. „Was haben Tagelöhner zu lachen?", fragte er grimmig und schickte eines Tages seinen Diener mit einer Botschaft zum Holzhacker: „Mein Herr und König befiehlt dir, bis morgen früh fünfzig Säcke Sägemehl bereitzustellen. Wenn du das nicht vermagst, sollst du samt deiner Familie umkommen."
„Ich vermag es ganz gewiss nicht" klagte der arme Holzfäller. Seine Frau jedoch tröstete ihn: „Lieber Mann, wir haben es gut gehabt in unserem Leben. Wir hatten Freude aneinander und mit unseren Kindern und versuchten, auch andere daran teilhaben zu lassen. Es ist wahr, wir vermögen die Säcke nicht zu füllen. Deshalb lass uns auch in dieser Nacht ein Fest feiern mit unseren Kindern und Freunden zusammen. Wie wir gelebt haben, so wollen wir auch sterben."
Und so feierten die armen Leute im kleinen Holzfällerhaus ihr schönstes und glücklichstes Fest. Nach Mitternacht gingen die Gäste schlafen, einer nach dem anderen. Zuletzt blieben der Holzfäller und seine Frau allein zurück.
Traurigkeit überkam sie, als die Morgenröte am Horizont aufstieg. „Nun ist es aus mit uns", klagte die Frau. „Lass gut sein", tröstete sie ihr Mann. „Es ist besser, glücklich und in Frieden zu sterben, als ein Leben in Traurigkeit und Angst zu verbringen."
Da klopfte es an die Türe. Der Holzfäller öffnete weit, um den erwarteten Diener des Königs einzulassen. Zögernd trat der Hofbeamte näher und sagte nach einer kurzen Stille: „Holzhacker, stell zwölf eichene Bretter bereit für einen Sarg. Der König ist in dieser Nacht gestorben."

aus: Peter Neysters/Karlheinz Schmitt, Denn sie werden getröstet werden. Das Hausbuch zu Leid und Trauer, Sterben und Tod. Kösel Verlag, München [2]1994, S. 82

Die Integration des Themas „Tod – Sterben – Trauer" in die Schule bzw. die Ausweitung der Auseinandersetzung mit thanatologischen Fragen im Schulunterricht stellt eine bedeutende Möglichkeit dar, zur Entwicklung eines positiven Todesbewusstseins bei Kindern und Jugendlichen beizutragen.
Eine Behandlung todbezogender Inhalte erscheint im Rahmen nahezu aller Unterrichtsfächer denkbar und wünschenswert, dabei bieten die verschiedenen Unterrichtsfächer jeweils spezifische Ausgangspunkte für die Auseinandersetzung mit Aspekten der Endlichkeit des Lebens (z.B. Biologie: Lebenszyklus; Sozialkunde: Trauerriten; Musik: Totenlieder, Requien; Kunst: Grabskulpturen, Totentänze; Deutsch, Literatur und Fremdsprachen: Textsammlungen etc.)
Ein systematischer Lernprozess setzt die Definition der angestrebten Lern- bzw. Unterrichtsziele notwendig voraus. Für die vorliegenden Materialien wird die Initiierung und Unterstützung der Auseinandersetzung der Jugendlichen mit Tod und Sterben als allgemeines Unterrichtsziel bestimmt. Dabei sollen alle Einstellungskomponenten, die kognititve, die affektive und die Handlungs- bzw. Aktionskomponente, Berücksichtigung finden: Auf der kognitiven Ebene zielen die Materialien auf Informations- und Wissensvermittlung im Zusammenhang mit Tod und Sterben. Im emotional-affektiven Bereich wird eine Klärung der individuellen Haltungen und Werte, der Gefühle und möglichen Ängste, auf der Handlungsebene die Entwicklung von Handlungsalternativen und Kompetenzen angestrebt.
Im Rahmen der Auseinandersetzung mit den vorliegenden Materialien sollen die Kompetenzen der Schülerinnen und Schüler in Bezug auf eine eigenständige Urteilsbildung gefördert werden: Sie sollen ihre Fähigkeiten, Problemstellungen kritisch zu beurteilen, eigene Positionen zu entwickeln, diese zu begründen und zu vertreten sowie kontroverse Auffassungen zu diskutieren und abweichende Meinungen zu akzeptieren, erweitern.
Eine Präzisierung dieser allgemeinen Lern- bzw. Unterrichtsziele erfolgt jeweils im Rahmen der didaktischen Kommentare zu den einzelnen Kapiteln. Es sei jedoch bereits an dieser Stelle betont, dass es meines Erachtens aus themenimmanenten Gründen nicht legitim erscheint, explizite, in Form von Leistungskontrollen überprüfbare Lehr- und Lernziele für die Unterrichtsschwerpunkte zu formulieren. Die Mehrzahl thanatologischer Fragestellungen erweist sich als nicht letztgültig klärbar; die individuellen Antworten und Einstellungen sind abhängig von Weltanschauungen und allgemeinen Wertorientierungen. Vor diesem Hintergrund verbieten sich meines Erachtens Versuche einer Einschätzung des Realitätsgehaltes von Todeskonzepten oder Beurteilungen der Angemessenheit von Verhaltensweisen im Zusammenhang mit Tod und Sterben. Im Gegenteil, der Pluralismus der Weltanschauungen und Ideen ist vielmehr als Möglichkeit der Bereicherung und Ergänzung der eigenen beschränkten Einsichten und Erfahrungen zu werten und zu fördern.

Die vorliegenden Unterrichtsmaterialien verstehen sich als Impulsmaterialien, die Informationen über bestimmte Sachverhalte liefern sollen und damit als Grundlage für das geleitete Unterrichtsgespräch dienen oder zur Diskussion anregen. Viele der ausgewählten Materialien erscheinen geeignet, über den Aspekt der Informationsvermittlung hinaus Einsichten zu fördern, Einstellungen aufzubauen und verantwortliches Handeln vorzubereiten.
Bei der Auswahl und Zuordnung der Materialien zu den einzelnen Themenschwerpunkten wurde jeweils versucht, einander ergänzende Texte und Medien zusammenzustellen, die über verschiedene Teilaspekte informieren und so den jeweiligen Schwerpunkt möglichst umfassend und aus verschiedenen Perspektiven beleuchten; nur in wenigen Ausnahmen ist das Material redundant.
Nach Analysen amerikanischer Unterrichtsmaßnahmen zum Thema Tod und Sterben erweisen sich insbesondere erfahrungsorientierte Maßnahmen, die die existentielle Betroffenheit der Schülerinnen und Schüler thematisieren und Möglichkeiten eröffnen, Einstellungen und Erfahrungen auszutauschen sowie Ängste, Unsicherheit oder Ratlosigkeit anzusprechen, als hilfreich und unterstützend. Die daraus abzuleitende Absage an einen ausschließlich auf Wissensvermittlung ausgerichteten Unterricht erfordert auch Alternativen im Hinblick auf die Unterrichtsgestaltung.
Bei der Bearbeitung der Materialien sollten möglichst vielfältige Unterrichtsmethoden zum Einsatz kommen; der Frontalunterricht sollte – da er allen lernpsychologischen, motivationalen, didaktischen und pädagogischen Erkenntnissen widerspricht – zugunsten von Gruppenarbeit bzw. Gruppenprozessen eingeschränkt werden. Diskussionen, die die Möglichkeit zum gegenseitigen Erfahrungs- und Meinungsaustausch bieten, rangieren dabei unter den von Jugendlichen gewünschten Unterrichtsmethoden an erster Stelle.
Neben den gängigen Arbeitsformen wie Textbearbeitung und -analyse, Lehrervortrag etc. sollten insbesondere solche Arbeitsformen Berücksichtigung finden, die den Schülerinnen und Schülern umfassende Gestaltungs- und Erfahrungsmöglichkeiten einräumen (z.B. Schülerreferate, Interviews und Umfragen, Rollenspiele (im Sinne des Psychodramas), Streitgespräche zu kontroversen Themen etc.); spezifische methodische Hinweise mit konkreten Anregungen und Beispielen finden sich in den jeweiligen didaktischen Kommentaren.
Abschließend sei noch darauf hingewiesen, dass ein positives Unterrichtsklima, in dem persönliche Gedanken und Meinungen offen und unzensiert geäußert werden können, eine wesentliche Voraussetzung für den Unterrichtserfolg darstellt. Ein partnerschaftlich orientierter Unterricht, der eine Aufhebung der traditionellen Lehrer- und Schülerrollen zugunsten erweiterter Mitbestimmungsmöglichkeiten der Schülerinnen und Schüler zulässt, erscheint meines Erachtens besonders fruchtbar und geeignet, wechselseitige Erfahrungs- und Lernmöglichkeiten für Lehrer und Schüler zu eröffnen.

## Kapitel I: Tod und Sterben in der modernen Gesellschaft

Das Kapitel „Tod und Sterben in der modernen Gesellschaft" bezieht sich auf die Fragestellung, ob, unter welchen Bedingungen und in welcher Weise der moderne Mensch in seinem Alltag mit den Phänomenen Tod, Sterben und Trauer konfrontiert wird.
Dem Prinzip entsprechend, dass die Auseinandersetzung mit thanatologischen Fragestellungen im Rahmen des Schulunterrichts eine hierarchische Struktur von eher objektiven, wenig emotionalen hin zu mehr persönlichen, stärker gefühlsbetonten Themen aufweisen sollte, stellt die Analyse des gesellschaftlichen Umgangs mit dem Tod einen sinnvollen Einstieg in eine Unterrichtsreihe zum Thema Tod und Sterben dar: Indem zunächst die im Hinblick auf Tod, Sterben und Trauer für unsere Gesellschaft ‚typischen' Einstellungen und sozialen Interaktionsformen bzw. der Umgang mit den in Frage stehenden Phänomenen auf einer abstrakten gesellschaftlichen Ebene in den Mittelpunkt des Interesses gerückt und den Schülerinnen und Schülern damit persönliche Distanz ermöglicht wird, eignet sich dieser Themenschwerpunkt in besonderer Weise zur Einführung und Erschließung des Themenkreises.
Die Zusammenstellung der vorliegenden Materialien zielt darauf ab, die verschiedenen gesellschaftlichen Orientierungen abzubilden und sowohl Ursachen und Ausdrucksformen der Tabuisierung von Tod, Sterben und Trauer als auch Beispiele für die ‚alltägliche' Konfrontation mit Tod und Sterben und die daraus abzuleitenden Gründe für die Notwendigkeit einer Enttabuisierung des Themenkreises darzustellen.

### A 1

Obwohl der Tod der ständige Begleiter des Lebens ist, ist er aus der Öffentlichkeit, aber auch aus der privaten Sphäre verschwunden. Viele Menschen versuchen, den Tod nicht wahrzunehmen, er wird geleugnet, man lebt, als gebe es ihn nicht. Der Tod ist ‚unmodern' und ‚nicht gesellschaftsfähig', weil er der modernen Fortschrittsideologie und den damit verbundenen Omnipotenzfantasien widerspricht. Als Sinnbild der Unverfügbarkeit steht er den gesellschaftlichen Idealen von Kontrolle, Stärke, Tüchtigkeit und Erfolg entgegen. Die Konstanz des Todes offenbart menschliche Ohnmacht, um deren Verschleierung willen der Tod ignoriert und verdrängt werden muss.

**M 1:**
*Arbeitsanweisungen:*
Bitte lesen Sie den vorliegenden Text und beantworten Sie die folgenden Fragen:
1. In dem vorliegenden Text wird die These von der Tabuisierung des Todes in der modernen Gesellschaft aufgestellt. Was besagt diese These?
2. Bitte versuchen Sie, Belege für die Richtigkeit der Aussage, Tod und Sterben seien aus der Öffentlichkeit verschwunden, zu finden.
3. Auf welche Ursachen wird die Tabuisierung und Verdrängung des Todes zurückgeführt?
4. Welche historischen Entwicklungen haben der Tabuisierung und Verdrängung des Todes Vorschub geleistet, und inwiefern unterscheiden sich die Einstellungen der Menschen heute von den Anschauungen und Denkweisen der Menschen früherer Zeiten?
5. Der Text endet mit der Behauptung, der Tod sei unmodern und widerspreche den gesellschaftlichen Idealen. Bitte erläutern Sie, was damit gemeint sein könnte.
6. Treffen die Behauptungen des vorliegenden Textes Ihrer Auffassung nach zu, oder wie beurteilen Sie den Umgang mit Tod und Sterben in unserer Gesellschaft?

**M 2:** Der deutsche Philosoph Ernst Bloch (geboren 1885 in Ludwigshafen, gestorben 1977 in Tübingen) stellt in dem vorliegenden Text den Versuch der Tabuisierung und Verdrängung des Todes als Möglichkeit der Angstbewältigung in Frage.
*Arbeitsanweisungen:*
Bitte lesen Sie den kurzen Textausschnitt von Ernst Bloch und beantworten Sie die folgenden Fragen.
1. Wie beschreibt Ernst Bloch das Verhältnis der Menschen zum Tode?
2. Ernst Bloch postuliert, des Todes werde nicht gedacht. Warum nicht?
3. Was meint Ernst Bloch mit der Aussage, dass ‚billige Bilder' den Tod verdrängen? Geben Sie Beispiele für derartige ‚billige Bilder'.
4. Die Strategie, nicht an den Tod zu denken, soll der Bewältigung oder zumindest Verringerung der Angst vor dem Tod dienen. Sehen Sie einen Zusammenhang zwischen dieser Strategie und der Angst vieler Menschen vor dem Alter und dem Jugendwahn, der unsere Gesellschaft prägt?
5. Ernst Bloch kritisiert den Versuch der Verdrängung des Wissens um die eigene Sterblichkeit. Warum? Bitte interpretieren Sie in diesem Zusammenhang den letzten Satz des Textes, in dem es heißt: „Wodurch die Furcht wenigstens schrumpft, flach wird, wie so vieles Übrige auch".

**M 3:** Blaise Pascal, französischer Philosoph, Mathematiker und Physiker des 17. Jahrhunderts (1623 – 1662), vertritt die Auffassung, Tod und Sterben seien aus dem Bewusstsein der Menschen ausgeschlossen. Gleichzeitig stellt er Überlegungen hinsichtlich der Ursachen und Folgen einer solchen Verdrängung von Vergänglichkeit und Tod an.
*Arbeitsanweisungen:*
Bitte beantworten und diskutieren Sie die folgenden Fragen:
1. Trifft Pascals Feststellung, Tod und Sterben seien aus dem Bewusstsein der Menschen ausgeschlossen (Verdrängung des Todesthemas), auf unsere Gesellschaft zu?
2. Auf welche Ursachen führt Pascal die Tabuisierung des Todes zurück?
3. Halten Sie die genannten Ursachen für zutreffend, und/oder welche anderen – von Pascal nicht angeführten Gründe/Ursachen – sind Ihrer Auffassung nach von Bedeutung?
4. Nach Pascal bedürfen wir der Zerstreuung, um das Todesthema zu „bewältigen" bzw. um uns vor einer Auseinandersetzung damit zu schützen. Was meint er damit und welche Folgen hat dieses Verhalten für unser Verhältnis zum Tod und für unser Leben?

**M 4:** Der österreichische Arzt und Psychologe Sigmund Freud (1856 in Pribor geboren, 1939 in London gestorben) vertritt in seiner psychoanalytischen Theorie die These von der Unvorstellbarkeit des eigenen Todes: Danach sei unser Verhältnis zum Tod kein aufrichtiges, wir seien zwar „bereit zu vertreten, dass der Tod der notwendige Ausgang alles Lebens ist, ... dass der Tod natürlich sei, unleugbar und unvermeidlich. In Wirklichkeit aber benehmen wir uns, als ob es anders wäre.

Wir haben die unverkennbare Tendenz gezeigt, den Tod beiseite zu schieben, ihn aus dem Leben zu eliminieren, ihn totzuschweigen. ... Der eigene Tod ist ja auch unvorstellbar, und sooft wir den Versuch dazu machen, können wir bemerken, dass wir eigentlich als Zuschauer weiter dabeibleiben. So könnte ... der Ausspruch gewagt werden: im Grunde glaube niemand an seinen eigenen Tod oder, was dasselbe ist: Im Unbewussten sei jeder von uns von seiner Unsterblichkeit überzeugt." (aus Zeitgemäßes über Krieg und Tod: Unser Verhältnis zum Tode)

*Arbeitsanweisungen:*

1. Der Psychoanalytiker Sigmund Freud beschreibt das Verhältnis der Menschen zu ihrem eigenen Tod anhand einer kurzen Anekdote.
   Wie sieht Sigmund Freud dieses Verhältnis? Bitte interpretieren Sie die Aussage des Ehemanns im Hinblick auf seine Einstellung zum eigenen Tod und zum Tod eines ihm nahe stehenden Menschen.
2. Sigmund Freud vertritt die These, wir wären nicht in der Lage, uns unseren eigenen Tod vorzustellen. Stimmen Sie dieser Aussage zu? Bitte begründen Sie Ihre Antwort.
3. Beschäftigt Sie manchmal die Vorstellung, dass Sie selbst oder eine Ihnen nahe stehende Person sterben könnte? Welche Gedanken und Gefühle sind mit diesen Vorstellungen gegebenenfalls verbunden?

**M 5:** Bei dem vorliegenden Text handelt es sich um einen kurzen Auszug aus dem Buch „Über den Tod" des Publizisten und Politikwissenschaftlers Dolf Sternberger (1907 - 1989). Sternberger beschreibt darin sein Verhältnis zu seinem eigenen Tod. Wie auch Sigmund Freud (vgl. M 4) stellt er die Möglichkeit, sich den eigenen Tod vorzustellen, in Frage.

*Arbeitsanweisungen:*

Bitte lesen Sie den vorliegenden Text und beantworten Sie die folgenden Fragen:

1. Wie beschreibt der Autor des vorliegenden Textes seine Einstellung zu seinem eigenen Tod?
2. Bitte erläutern Sie den Unterschied zwischen dem Wissen um die eigene Sterblichkeit und dem ‚Glauben' daran, selbst sterben zu müssen.
3. Dolf Sternberger meint, es sei uns nicht möglich, „im Ernst daran zu glauben, dass wir sterben müssen". Teilen Sie diese Auffassung? Bitte begründen Sie Ihre Stellungnahme.
4. Auf welche Ursachen ist diese Unmöglichkeit bzw. Schwierigkeit gegebenenfalls zurückzuführen?
5. Welche Konsequenzen hat eine solche Haltung für unsere Lebensgestaltung und unseren Umgang mit dem Tod?

**M 6:** Das Gedicht: „Lied vom Gezeichneten" des österreichischen Schriftstellers Franz Werfel (1890 in Prag geboren, 1945 in Beverly Hills, Kalifornien, gestorben) beschreibt die Isolation und Einsamkeit eines sterbenden Menschen in Folge der Tatsache, dass Angehörige, Freunde und Bekannte des Betroffenen den Kontakt mit ihm meiden und sich zurückziehen.

*Arbeitsanweisungen:*

Bitte lesen Sie das Gedicht und beantworten Sie die folgenden Fragen:

1. Das Gedicht beschreibt die Situation eines Menschen, dessen Tod bevorsteht. Wie reagiert die Umwelt auf den vom Tod Gezeichneten?
2. Welche Gründe sind dafür verantwortlich, dass sich Angehörige, Freunde und Bekannte häufig von dem Sterbenden zurückziehen und dieser einsam und isoliert leben und sterben muss?
3. Den Sinn des Gedichtes könnte man mit dem Ausspruch: „zuerst stirbt man den sozialen, dann den physischen Tod" zusammenfassen. Was bedeutet diese Tatsache für die Betroffenen und welche negativen Konsequenzen könnte der Rückzug für die Angehörigen und Freunde des Betroffenen haben?
4. Verschiedene Autoren behaupten, die Isolierung und das Abschieben von Sterbenden sei ein Ausdruck eines gesellschaftlichen Racheaktes: Die Gesellschaft rächt sich am Sterbenden dafür, dass er sie an den Tod erinnert. Wie denken Sie über diese Behauptung, bitte begründen Sie Ihre Auffassung.

## A 2

Der Tatbestand, dass Tod und Sterben zunehmend aus dem Alltagsgeschehen der Menschen verschwunden sind, ist die Folge eines gesellschaftlichen Verdrängungsprozesses. Dabei ist das Nicht-Sprechen – das Schweigen über Tod und Sterben – ein Indiz für die Tabuisierung des Todes. Ein anderes ist der Versuch eines geschäftsmäßigen Umgangs mit Tod und Sterben, die ‚Verwaltung' des Todes. Verwaltungsmaßnahmen wie das Ausfüllen von Todesbescheinigungen und anderen Formularen oder das Erstellen von Sterbestatistiken etc. verdecken den Blick auf das Einzelsterben und täuschen vor, den Tod kontrollieren und beeinflussen zu können.

**M 1:**

*Arbeitsanweisungen:*

Bitte betrachten Sie den Todesbescheinigungsvordruck und lesen Sie den dazugehörigen Begleittext (Information für die Ärztin/den Arzt). Beantworten Sie die folgenden Fragen:

1. Welchen Zweck erfüllen Todesbescheinigungen - warum müssen sie erstellt werden?
2. Welche Funktion kann eine Todesbescheinigung für die Hinterbliebenen eines verstorbenen Menschen haben?
3. „Die Ausstellung der Todesbescheinigung ist keine bloße Formalität" - bitte nehmen Sie zu dieser Eingangsaussage des Begleittextes der Todesbescheinigung Stellung. Wie wirken der Vordruck und der Begleittext auf Sie?
4. Empfinden Sie die im Rahmen der Ausstellung einer Todesbescheinigung notwendigen Verrichtungen und Untersuchungen der Würde des Verstorbenen und der Situation angemessen? Inwieweit wird die Todesbescheinigung der Bedeutsamkeit und Einzigartigkeit des verstorbenen Menschen und seines Schicksals gerecht? Bitte begründen Sie Ihre Antwort.

**M 2:**

*Arbeitsanweisungen:*

Bitte lesen Sie den Text und beantworten Sie die folgenden Fragen:

1. In Sitzungen und Dienstbesprechungen werden Tagesordnungspunkte routinegemäß ‚abgehandelt'. Was versucht der Autor auszudrücken, wenn er feststellt: „Der Tod steht auf der Tagesordnung"?
2. Welche Bedeutung haben Flugzeugabstürze, Kriege und Katastrophen mit Hunderten und Tausenden von Toten für uns? Wie reagieren wir auf diese täglichen Meldungen?
3. Welche Ursachen sind für unsere Ignoranz verantwortlich und mit welchen negativen Konsequenzen ist sie verbunden?
4. Sehen Sie einen Zusammenhang zwischen dem vorliegenden Text und der unter M 3 angeführten Statistik über die Sterbefälle in der BRD im Jahr 1992?
5. Nach Auffassung des Autors gibt es Ausnahmen, bestimmte Bedingungen, unter denen uns der Tod eines Menschen interessiert oder sogar berührt. Welche Bedingungen sind das? Warum?

6. Bitte unterscheiden Sie in diesem Zusammenhang den ‚Medientod', über den man in der Zeitung liest oder den man im Fernsehen betrachtet und die Begegnung mit Tod und Sterben im realen Leben.

**M 3:** Das Statistische Bundesamt veröffentlicht jährlich Statistiken zu verschiedenen Aspekten des öffentlichen Interesses; die hier vorliegende Tabelle entstammt dem Statistischen Jahrbuch 1994 und gibt eine Übersicht über die Sterbefälle in der BRD im Jahr 1992.
*Arbeitsanweisungen:*
Stellen Sie sich vor, Sie wären Mitglied eines Ausschusses des Bundestages zur Bevölkerungsentwicklung und hätten die Aufgabe, Ihre Kolleginnen und Kollegen über die Anzahl der Todesfälle, die Todesursachen, die Altersverteilung etc. in der BRD im Jahr 1992 zu informieren.
Bitte fassen Sie die grundlegenden Informationen der Tabelle zusammen und gehen Sie in diesem Zusammenhang speziell auf folgende Aspekte ein:
– Anzahl der Todesfälle insgesamt,
– Altersverteilung,
– Geschlechterunterschiede,
– Todesursachen.

## A 3

Betrachtet man die Auftretenshäufigkeit des Todes in unserer Gesellschaft - das Statistische Bundesamt Wiesbaden verzeichnet in der Bundesrepublik Deutschland jährlich rund 900.000 Todesfälle – ca. 1,1% der Gesamtbevölkerung –, so wird deutlich, dass viele Menschen direkt als Betroffene oder indirekt als Angehörige oder Bekannte von Betroffenen mit Sterben und Tod konfrontiert werden. Auch über die Medien begegnen die Menschen dem Tod; Nachrichten über Hunderte von Toten in Folge von Kriegen, Hungersnöten, Unfällen, Gewalttaten, Krankheiten etc. sowie die Zerstörung der Natur gehören zur Tagesordnung.

**M 1:**
*Arbeitsanweisungen:*
Der Einstieg in den Themenkreis kann über ein Brainstorming oder das Kleben einer Collage zu der Fragestellung: „Wo begegnet uns der Tod?" bzw. „In welchen konkreten Situationen und Lebensbereichen wird der Tod erfahren?" erfolgen.
Alternativ können auch die vorgegebenen Zeitungsausschnitte: „Todesbilanz eines Tages" ausgewertet werden.
Im Rahmen des sich anschließenden Unterrichtsgesprächs sollen die folgenden Fragen diskutiert werden:
1. Wo begegnet man dem Tod in unserer Gesellschaft?
2. Wie wird der Tod dargestellt?
3. Wie begegnet man dem Tod in unserer Gesellschaft? D.h., welche individuellen Einstellungen und sozialen Interaktionsformen sind im Hinblick auf Tod und Sterben zu beobachten?
4. Welche Rolle spielt der Tod im Bewusstsein der Menschen und insbesondere im Bewusstsein der jungen Generation?
5. Nach Auffassung zahlreicher Wissenschaftler wird der Tod in unserer Gesellschaft tabuisiert. Welche Gründe könnte es dafür geben und auf welche Ursachen würden Sie die Verdrängung und Tabuisierung des Todes in unserer Gesellschaft zurückführen?
6. Welche Folgen hat die Ausgrenzung des Todes aus dem öffentlichen und individuellen Bewusstsein?

*Zusatzaufgaben:*
1. Interviewen Sie Familienangehörige oder Freunde bzgl. ihrer Beschäftigung mit Tod und Sterben. Erarbeiten Sie zu diesem Zweck zunächst einen Fragenkatalog (mögliche Fragen: Häufigkeit von Gedanken oder Gesprächen über Tod und Sterben, Wurde ein Testament verfasst? etc.).
Die Ergebnisse dieser Interviews sollen im Plenum vorgestellt und diskutiert werden.
2. Teilen Sie Ihre Klasse in zwei Gruppen und führen Sie ein Streitgespräch Pro und Kontra einer Auseinandersetzung mit Tod und Sterben.

**M 2:** Eine Analyse unserer Alltagssprache macht deutlich, dass es zahlreiche Aussagen und Redewendungen gibt, die Begriffe aus dem Kontext von Tod und Sterben aufgreifen.
Folgt man der Behauptung, dass die Sprache das Bewusstsein bestimmt bzw. der Sprachgebrauch ein Spiegel unseres Bewusstseins sei, so könnte man annehmen, dass unser Verhältnis zu Tod und Sterben recht unproblematisch ist und wir offen und nahezu selbstverständlich mit dem Themenkreis umgehen können.
*Arbeitsanweisungen:*
1. Bitte erstellen Sie eine Liste von Begriffen, Aussagen, (Alltags) Redewendungen im Zusammenhang mit Tod und Sterben. Vermerken Sie die Begriffe und Redewendungen, die Ihnen und Ihren Mitschülerinnen und Mitschülern spontan einfallen und ergänzen Sie die unter M 2 angeführten Beispiele.
2. Bitte ordnen Sie die Begriffe, Aussagen und Redewendungen, beschreiben Sie die gefundenen Kategorien und überlegen Sie, welche Rückschlüsse Sie über unser Verhältnis bzw. unsere Einstellung zu Tod und Sterben zulassen.

**M 3:** Euphemistische Umschreibungen im Zusammenhang mit Tod und Sterben werden vielfach als Ausdruck des Versuchs einer Verschleierung und Tabuisierung des Todes gedeutet. Wie eine Analyse der Formulierungen von Todesanzeigen von Haas, Schmoll, Schöer & Schnurr (1973) ergab, kommen nur in rund 10% der Anzeigen Begriffe wie „verstorben", „sterben" oder „tot" vor; an ihre Stelle sind Umschreibungen wie „heimgegangen", „für immer von uns gegangen" oder „sanft entschlafen" getreten.
Anhand von Todesanzeigen aus der regionalen Tageszeitung, die die Schülerinnen und Schüler mitbringen (alternativ kann als Impulsmaterial das vorgegebene Arbeitsmaterial verwendet werden), soll der euphemistische Sprachgebrauch im Zusammenhang mit Tod und Sterben analysiert werden.
*Arbeitsanweisungen:*
1. Bitte lesen Sie die Ihnen vorliegenden Todesanzeigen – was fällt Ihnen dabei hinsichtlich des Sprachgebrauchs bzw. der Wortwahl auf? Welche Umschreibungen tauchen an Stelle der Begriffe „Tod", „tot" und „sterben" auf?
2. Welche Todesursachen werden genannt?
3. In welcher Weise wird über die Toten gesprochen?
4. Wie stellen sich die Hinterbliebenen in den Anzeigen dar?
5. Welche Motive können hinter einer solchen Anzeigengestaltung vermutet werden?

## A 4

Trotz der Tabuisierung des Todes sind wir beständig mit Tod und Sterben konfrontiert: Die Zahl der Todesopfer im Straßenverkehr, die Zerstörung der Natur und unserer Lebensgrundlagen etc. liefern immer wieder Schlagzeilen in den Medien. Dabei erstaunt die Präsentation des Todes, deren Häufigkeit sowie die kalte Sachlichkeit der Darstellung, die eigentlich keinen Zweifel daran lässt, dass auch wir jederzeit vom Tod betroffen sein können. Trotzdem wird der Tod nicht als individuelle Möglichkeit gesehen.

**M 1:** Alle 52 Minuten stirbt in der Bundesrepublik Deutschland ein Mensch im Straßenverkehr; Verkehrsunfälle fordern jährlich fast 10000 Menschenleben, mehr als eine halbe Million Menschen wird verletzt, ein Teil von ihnen schwer.
Jeder 11. Verkehrstote ist unter 18 Jahre alt, jedes 6. Opfer ist ein älterer Mitbürger über 65 Jahre.
Offensichtlich haben wir uns auf den Tod im Straßenverkehr eingerichtet – „in einem kollektiven Verdrängungsprozess werden die Verkehrstoten aus dem Bewusstsein ins abstrakte Reich der Statistik verdrängt" – der anonyme, massenhafte Tod ist kein Tod und erscheint nicht als individuelle Möglichkeit.

**22-jährige stirbt auf Autobahn**
*Arbeitsanweisungen:*
Bitte lesen Sie den Artikel und beantworten Sie die folgenden Fragen:
1. Wie kam es zu dem Unfall auf der A 650?
2. Welche Folgen hat der Unfall für die beteiligten Personen?
3. In der BRD sterben jährlich rund 10000 Menschen im Straßenverkehr. Denken Sie manchmal darüber nach, dass auch Sie oder eine Ihnen nahe stehende Person jederzeit in einen solchen Unfall verwickelt werden und ums Leben kommen könnten? Welche Konsequenzen ziehen Sie aus derartigen Überlegungen?
4. Wie wirkt der Zeitungsartikel auf Sie, welche Gedanken und Gefühle löst er bei Ihnen aus?

**Asphaltkreuze**
*Arbeitsanweisungen:*
Bitte beschreiben Sie das Bild „Asphaltkreuze" und beantworten Sie die folgenden Fragen:
1. Was bedeuten die Kreuze am Straßenrand?
2. Welche Motive könnten die Angehörigen von Unfallopfern haben, entsprechende Kreuze zu errichten?
3. Welche Gedanken und Gefühle haben Sie, wenn Sie entsprechende Kreuze passieren?

**Verkehrsfriedhof**
*Arbeitsanweisungen:*
Bitte beschreiben Sie die vorliegende Zeichnung und erläutern Sie, was der Zeichner damit zum Ausdruck bringen will.

**Verkehrstote in der BRD**
Das Statistische Bundesamt veröffentlicht in seinen Statistischen Jahrbüchern jeweils auch Statistiken über die sich in der Bundesrepublik Deutschland ereignenden Straßenverkehrsunfälle. Diese werden nach der Schwere ihrer Folgen unterschieden in Unfälle mit Sachschaden (Bagatellunfälle und Unfälle mit schwerem Sachschaden) und Unfälle mit Personenschaden. Bei letzteren werden Leichtverletzte und Schwerverletzte (Personen, die nach dem Unfall stationär in einem Krankenhaus behandelt werden mussten) unterschieden. Verunglückte, die innerhalb von 30 Tagen nach dem Unfall an den Unfallfolgen gestorben sind, gelten als Getötete (als Beteiligte an einem Unfall gelten jedoch nur die Fahrzeugführer und Fußgänger, die selbst (oder deren Fahrzeuge) Schäden hervorgerufen oder erlitten haben, verunglückte Mitfahrer werden in den Statistiken nicht berücksichtigt).
*Arbeitsanweisungen:*
1. Bitte fassen Sie die Informationen der vorliegenden Statistik in folgender Tabelle zusammen.

1993 bei Straßenverkehrsunfällen Verunglückte

| Alter | Getötete Insgesamt | Verletzte Insgesamt |
|---|---|---|
| unter 15 | | |
| 15 – 18 | | |
| 18 – 25 | | |
| 25 – 65 | | |
| 65 und älter | | |
| ohne Altersangabe | | |
| Insgesamt | | |

2. Bitte ergänzen Sie die fehlenden Angaben im folgenden Text:
   Alle ___ Minuten stirbt in der Bundesrepublik Deutschland ein Mensch im Straßenverkehr; Verkehrsunfälle fordern jährlich fast ___ Menschenleben, mehr als ___ Menschen werden verletzt, ein Teil von ihnen schwer.
   Jeder ___. Verkehrstote ist unter 18 Jahre alt, jedes ___. Opfer ist ein älterer Mitbürger über 65 Jahre.
   Der Anteil der Fahrradfahrer beträgt ___ %, der der Fußgänger ___ %.
3. Wie wird in unserer Gesellschaft mit dem Thema „Tod im Straßenverkehr" umgegangen?
4. Beeinflusst Sie das Wissen um die Häufigkeit von tödlichen Unfällen im Straßenverkehr? Welche Gedanken und Gefühle lösen entsprechende Informationen bei Ihnen aus?

**M 2:**
*Arbeitsanweisungen:*
1. Bitte betrachten Sie die vorliegenden Abbildungen und beschreiben Sie die Fotografien.
2. Bitte erläutern Sie, in welchem Zusammenhang die Abbildungen zum Thema Tod und Sterben stehen.
3. Bei den vorliegenden Bildern handelt es sich um ausgewählte Beispiele für die Zerstörung unserer Umwelt und den Tod der Natur, sie werden hier stellvertretend für zahlreiche andere aufgeführt. Bitte suchen Sie weitere Belege - Informationen, Abbildungen, Statistiken und dergleichen aus Zeitungen und Zeitschriften etc. – für die Zerstörung unserer Umwelt bzw. den Tod der Natur.
4. Inwieweit sehen Sie einen Zusammenhang zwischen der Tabuisierung und Verdrängung des Todes und unserem zerstörerischen Umgang mit der Natur?

## Kapitel II: Versuch einer Deutung des Todes und des Lebens

Das zweite Kapitel zielt auf den Versuch einer Deutung des Todes und des Lebens. Dabei soll über den Versuch einer Definition der Begriffe „Tod" und „Leben" hinaus zur Auseinandersetzung mit dem Sinn des Todes – und in diesem Zusammenhang insbesondere auch mit dessen Bedeutung für die individuelle Lebensplanung und -gestaltung – angeregt werden. Damit wird versucht, zu einer persönlicheren Auseinandersetzung der Jugendlichen mit Aspekten der Endlichkeit des Lebens überzuleiten: Die Schülerinnen und Schüler sollen sich mit der zeitlichen Begrenztheit ihres Lebens sowie des Lebens ihnen nahe stehender Menschen auseinander setzen und die Bedeutung des Todesbewusstseins für die Sinnfrage des Lebens reflektieren.

## A 5

Im Hinblick auf den Tod liegt keine abschließende Definition vor, das Verständnis vom Tod ist stark durch individuelle Erfahrungen und durch weltanschauliche Aspekte beeinflusst: Für die einen ist der Tod nüchtern und sachlich das Ende des biologischen Lebens, für andere stellt der Tod eine bedeutende psychologische Kategorie dar: Er kann Anstoß sein, das Leben sinnvoll zu gestalten, gleichermaßen jedoch auch Ursprung eines Gefühls der ständigen Bedrohung.

**M 1:**
*Arbeitsanweisungen:*
1. Bei einer Definition handelt es sich um die genaue Erklärung und Bestimmung eines Begriffs.
   Bitte lesen Sie die hier vorgelegten Definitionsversuche zum Begriff „Tod", vergleichen Sie deren Aussagen und nehmen Sie kritisch dazu Stellung.
2. Erachten Sie eine der Definitionen als zufrieden stellend? Wenn ja, welche? Wenn nein, welche Aspekte fehlen?
3. Bitte bringen Sie die Definitionsversuche nach ihrer Angemessenheit in eine Rangreihe; stellen Sie Ihre Rangordnung in der Klasse vor und begründen Sie Ihre Entscheidungen.
4. Bitte bilden Sie Arbeitsgruppen mit je 4 – 5 Schülerinnen und Schülern und versuchen Sie, eine Definition zu formulieren. Diskutieren Sie die verschiedenen Lösungen anschließend in der Klasse.

*Zusatzaufgabe:*
Stellen Sie sich auf einen belebten Platz und befragen Sie einige Passanten nach ihrem Verständnis vom Tod bzw. ihren Definitionsversuchen. Sie können auch Personen Ihres Freundes- oder Bekanntenkreises interviewen.
Diskutieren Sie die Umfrageergebnisse in der Klasse.

**M 2:**
*Arbeitsanweisungen:*
1. Bitte lesen Sie den vorliegenden Text und fassen Sie ihn mit Ihren eigenen Worten zusammen.
   Beantworten Sie darüber hinaus die folgenden Fragen:
2. Was versteht man unter einer Definition? Welchen Anforderungen muss eine Definition genügen?
3. Womit wird die These von der Undefinierbarkeit des Todes begründet?
4. Stimmen Sie der These von der Undefinierbarkeit des Todes zu? Bitte begründen Sie Ihre Antwort.

**M 3:** Eine Annäherung an ein Verständnis des Todes wird häufig über die Bestimmung seines Gegenteils versucht: Der Tod gilt als Negation des Lebens, Sterben stellt den Übergang vom Sein zum Nichtsein dar.
Es ist allerdings zu hinterfragen, ob Hinweise auf das Erlöschen der als Eigenschaften von Lebensvorgängen geltenden Prozesse wie Reizbarkeit, Stoffwechsel, Wachstum und Fortpflanzung der Bedeutung des Todes für den Menschen gerecht werden. Der Tod ist nämlich, da der Mensch um seine Sterblichkeit weiß, nicht nur ein biologisches, sondern auch ein bedeutendes psychologisches Moment.
*Arbeitsanweisungen:*
1. Inwieweit kann eine Definition des Begriffes „Leben" zu einem Verständnis des Todes beitragen? In welchem Zusammenhang stehen Tod und Leben?
2. Bitte lesen Sie die Definition des Begriffs „Leben". Ist diese Beschreibung für Sie zufrieden stellend? Nehmen Sie kritisch dazu Stellung und diskutieren Sie, inwieweit die einfache Negation Tod = Leben zu einem Verständnis des Todes beitragen kann. /
3. Bitte versuchen Sie selbst, eine „Definition" der Begriffe „Tod" und „Leben" vorzunehmen. Beschreiben Sie, was die Begriffe „Tod" und „Leben" für Sie bedeuten, welche Aspekte Ihnen wichtig sind, und stellen Sie diese Begriffsbestimmungen im Plenum zur Diskussion.
4. Haben Ihre Versuche, die Bedeutung der Begriffe zu klären, den Charakter von Definitionen? Wenn nicht, was sind die Ursachen für die Schwierigkeiten Ihrer Definitionsversuche?

**M 4:** Erich Fried, 1921 in Wien geboren, 1988 in London gestorben, ist als Schriftsteller vor allem durch seine kritische, sowohl politisch als auch gesellschaftlich engagierte Lyrik bekannt geworden. In dem vorliegenden Gedicht versucht Erich Fried eine Antwort auf die Frage, was Leben ist, zu geben.
*Arbeitsanweisungen:*
Bitte lesen Sie das Gedicht und beantworten Sie die folgenden Fragen:
1. Welche Antworten findet Erich Fried auf die Frage, was Leben ist bzw. was Leben ausmacht?
2. Welche Aspekte würden Sie ergänzen wollen, was macht Ihrer Meinung nach Leben aus?
3. Inwiefern unterscheidet sich die Antwort von Erich Fried von dem unter M 3 vorgestellten Definitionsversuch?
4. Für Erich Fried ist Leben gleichbedeutend mit bestimmten Empfindungen und Wahrnehmungen, positiven und negativen. Die genannten Gefühle und Erfahrungen allein genügen seiner Auffassung nach jedoch nicht. Bitte interpretieren Sie den zweiten Teil des Gedichtes, was will Erich Fried damit zum Ausdruck bringen?

**M 5:** Der Theologe, Arzt und Philosoph Albert Schweitzer (1875 in Kaysersberg geboren, 1965 in Lambarene, Gabun, gestorben) ist insbesondere durch die Gründung des Tropenhospitals Lambarene in Gabun und seine Arbeit als Missionsarzt, die sowohl die medizinische als auch eine soziale Betreuung der Menschen in seinem Krankenhaus einschloss, berühmt geworden. 1952 erhielt er den Friedensnobelpreis.
Mit der vorliegenden Aussage bestreitet Albert Schweitzer die Möglichkeit, die Bedeutung des Begriffes ‚Leben' wissenschaftlich zu erfassen, denn wissenschaftlich begründetes Wissen hat Systemcharakter, was Aspekte wie Eindeutigkeit, Vollständigkeit und in gewissem Maße auch Widerspruchsfreiheit der Aussagen impliziert.
*Arbeitsanweisungen:*
Bitte interpretieren Sie die Aussage Albert Schweitzers, berücksichtigen Sie dabei die folgenden Aspekte:
1. Albert Schweitzers Leben zeichnet sich durch den Dienst an seinen Mitmenschen aus, der Mensch mit seinen individuellen Bedürfnissen und Problemen steht dabei im Zentrum seiner Aufmerksamkeit.
   Was könnte Albert Schweitzer unter ‚Leben' verstehen und warum entzieht sich der Begriff – seiner Auffassung nach – einer wissenschaftlichen Definition?
2. Welche Kriterien muss eine wissenschaftliche Aussage erfüllen? Inwiefern kann somit behauptet werden, dass der Versuch einer wissenschaftlichen Bestimmung des Begriffes ‚Leben' zum Scheitern verurteilt ist?

3. Teilen Sie diese Einschätzung? Bitte begründen Sie Ihre Antwort.

**M 6:** Tod und Leben hängen eng zusammen; dennoch kann der Tod verschiedene Bedeutungen für das Leben eines Menschen haben, er kann als Erlösung vom Leben, als Abbruch des Lebens, als Anfrage an das Leben etc. verstanden werden. Bitte fordern Sie Ihre Schülerinnen und Schüler vor der Lektüre der hier angeführten Deutungen auf, zu überlegen, welche Bedeutung der Tod im oder für das Leben eines Menschen haben kann.
*Arbeitsanweisungen:*
1. Tod und Sterben stehen in einem engen Zusammenhang; bitte überlegen Sie, was der Tod in Bezug auf das Leben eines Menschen darstellen kann, was er bedeuten, welche Funktion er haben kann? Tragen Sie Ihre Überlegungen im Plenum vor und halten Sie die verschiedenen Bedeutungen an der Tafel fest.
2. Bitte betrachten Sie die vorliegende Liste mit den verschiedenen Bedeutungen; gibt es einige, die Sie bisher nicht berücksichtigt haben? Wenn ja, welche? Überlegen Sie, ob Ihnen noch weitere Deutungen einfallen.
3. Inwieweit beeinflusst die Deutung des Todes bzw. das Verständnis vom Tod die Einstellung zum Leben?
4. Auf welche Weise könnte man das Verständnis eines Menschen vom Tod bzw. seine Deutung des Todes beeinflussen und verändern?

## A 6

Die unter A 6 angeführten Materialien sollen die Zugehörigkeit des Todes zum Leben deutlich machen. Wie die Merkmale Reizbarkeit, Stoffwechsel, Wachstum und Fortpflanzung ist auch der Tod immanent im Lebensprinzip angelegt und somit selbstverständlicher Bestandteil desselben.

**M 1:** Erich Fried (1921 in Wien geboren, 1988 in London gestorben), ist als Schriftsteller vor allem durch seine zeit- und gesellschaftskritische Lyrik bekannt geworden. In seinem Band „100 Gedichte ohne Vaterland" widmet er das Gedicht „Woraus er gemacht ist" der Frage nach dem Wesen des Todes.
*Arbeitsanweisungen:*
1. Münzen und Papiergeld, Pflichten und Freiheiten, Liebe, Hoffnung und Enttäuschung, Denken und Vergessen ....
   Was ist die zentrale Aussage des Gedichtes? Inwiefern kann die Aufzählung der Gegensatzpaare zu einem Verständnis des Todes beitragen?
2. Erich Frieds Antwort auf die Frage, woraus der Tod gemacht ist, könnte sich eigentlich auf die letzten beiden Zeilen seines Gedichtes beschränken: Der Tod ist selbstverständlicher Bestandteil und natürliche Folge des Lebens. Welche Intention könnte der Autor mit seiner Aufzählung verfolgen?
3. Mit Hilfe welcher Begriffe würden Sie Ihr Leben beschreiben – was macht Ihr Leben aus?

**M 2:** Bitte konfrontieren Sie die Schülerinnen und Schüler zunächst einmal mit dem ersten Teil des Textmaterials von M 2 und bitten Sie sie, die Behauptung zu erläutern sowie durch Beispiele zu veranschaulichen. Sollten die Schülerinnen und Schüler keine Beispiele nennen können, greifen Sie auf die vorgegebenen zurück und fordern Sie die Jugendlichen auf, dazu kritisch Stellung zu nehmen.
*Arbeitsanweisungen:*
1. „Man stirbt viele kleine Tode, bis man den letzten stirbt" – bitte erläutern Sie, was damit gemeint sein könnte?
2. Bitte nennen Sie Beispiele für Erfahrungen oder Situationen im Leben, die das Leben wertlos und sinnlos erscheinen lassen und somit unsere Lebenshoffnung zerstören.
3. Bitte nehmen Sie zu den im Text angegebenen Beispielen kritisch Stellung: Welche Beispiele überzeugen Sie, welche würden Sie zurückweisen, welche Erfahrungen fehlen in der Aufzählung?
4. Halten Sie es für angemessen, solche Erfahrungen als kleine Tode zu bezeichnen? Bitte begründen Sie Ihre Position.
5. In welcher Weise können entsprechende Erfahrungen unsere Einstellung zum Tod und damit auch unsere Einstellung zum Leben beeinflussen?

**M 3:** Zentraler Gedanke des Ausspruches von H. Walters ist, dass der Tod als vorprogrammiertes Ende des Lebenszyklusses einen selbstverständlichen Bestandteil des Lebens darstellt.
*Arbeitsanweisungen:*
1. Bitte interpretieren Sie den Ausspruch von H. Walters; welche Gedanken und Assoziationen löst diese Aussage bei Ihnen aus?
   Diskutieren Sie darüber hinaus die folgenden Aspekte:
2. Welcher Zusammenhang besteht nach H. Walters' Auffassung zwischen Leben und Tod?
3. Welche Einstellung dem Tod gegenüber wird durch eine solche Aussage repräsentiert.

**M 4:** Die beiden Fotografien von Frank T. und seinem Enkel Dan J. gehören zusammen, sollten aber in einem ersten Schritt zunächst einzeln betrachtet und analysiert werden.
Die Darstellung des stolzen Großvaters mit seinem Enkelsohn ist für die meisten von uns ein vertrautes Bild, das sich sicher in ähnlicher Form in zahlreichen Familienalben wiederfindet. Anders dagegen die Darstellung des Enkelsohns, der seinen alten und schwachen Großvater in den Armen hält. Nur in seltenen Fällen sind Familienmitglieder – und hier insbesondere Kinder und Enkelkinder – in die Betreuung und Pflege alter und sterbender Angehöriger einbezogen.
*Arbeitsanweisungen:*
1. Bitte beschreiben Sie die Fotografien.
2. Besteht zwischen den Fotografien ein Zusammenhang – inwiefern?
3. Welche Gedanken und Gefühle lösen die Abbildungen bei Ihnen aus?

## A 7

Die unter A 7 zusammengestellten Materialien verfolgen das Ziel, den Sinn des Todes, d.h. seine Notwendigkeit bzw. seine positiven Konsequenzen aufzuzeigen. Neben der evotionsbiologischen Position, die dem Tod wesentliche Funktionen für die Weiterentwicklung der verschiedenen Spezies zuschreibt, wird auch vielfach die These vertreten, dass erst der Tod bzw. die Tatsache der Endlichkeit unseres Daseins dem Leben Bedeutung und Wert verleiht. Auch der Aspekt der Erlösung von quälenden und/oder belastenden Lebensbedingungen ist in dem Kontext der Sinnhaftigkeit des Todes zu sehen.

**M 1:** „Wenn du einen Wunsch frei hättest, was würdest du dir wünschen?"
In dem alten französischen Märchen kommen verschiedene Einstellungen dem Tod gegenüber zum Ausdruck, zum einen die Angst vor dem Tod und daraus resultierend der Versuch der Vermeidung und Überwindung des Todes, zum anderen erfährt der Tod eine positive Deutung, er wird als Erlösung herbeigewünscht.

*Arbeitsanweisungen:*
Bitte lesen Sie das Märchen und beantworten Sie die folgenden Fragen:
1. Was bezweckt die alte Frau mit ihrem ungewöhnlichen Wunsch?
2. Welche Konsequenzen hat der Versuch der alten Frau, den Tod zu überlisten und nicht sterben zu müssen?
3. Welche verschiedenen Haltungen dem Tod gegenüber kommen in dem Märchen zum Ausdruck?
4. Überlegen Sie bitte, ob und ggf. unter welchen Umständen Sie den Tod dem Leben vorziehen und ihn – wie in der Geschichte – dreimal rufen würden?

**M 2:** Der Tod des Menschen ist die unerlässliche Voraussetzung für das Überleben der Menschheit. Ohne den Tod hätte die Menschheit in wenigen Jahren nicht mehr genügend Luft, Energie, Nahrung, und Raum.
In dem Gedicht „wir müssen platz machen“ thematisiert der Pfarrer und Schriftsteller Kurt Marti – scheinbar unter dem Vorwand, den Sinn des Todes und seine Funktionalität herauszustellen – die Tragik des Todes in der modernen Gesellschaft: In unserer Gesellschaft erfüllt ein Mensch für seine Mitmenschen lediglich „Funktionen“, die einfach ersetzt werden können, die Rollen, die er innehatte, können jederzeit neu besetzt werden. Damit hinterlässt ein Mensch nach seinem Tod keine ‚Spuren‘, sein Leben verliert an Bedeutung.
*Arbeitsanweisungen:*
1. Bitte lesen Sie das Gedicht von Kurt Marti und versuchen Sie, dessen Sinn mit Ihren eigenen Worten wiederzugeben. Beantworten Sie darüber hinaus die folgenden Fragen:
2. Welcher positive Sinn wird dem Tod im ersten Teil des Gedichtes zugeschrieben? Bitte beschreiben Sie, was passieren würde, wenn der Tod plötzlich überwunden würde und niemand mehr sterben müsste.
3. Hielten Sie eine solche Möglichkeit für wünschenswert? Wenn ja, warum? Wenn nein, warum nicht?
4. Mit der zweiten Strophe erhält das Gedicht eine ganz andere Wendung: Was will Kurt Marti mit dem zweiten Teil seines Gedichtes zum Ausdruck bringen?
5. Ist der Gedanke, dass man nach dem Tod so einfach ersetzt wird und das Leben weitergeht, hilfreich bei der Auseinandersetzung mit bzw. bei der Bewältigung des Wissens um den eigenen Tod? Warum bzw. warum nicht? – bitte begründen Sie Ihre Antwort.

**M 3:** Das Wissen um den bevorstehenden Tod und eine nur noch knapp bemessene Lebenszeit kann sehr unterschiedliche Reaktionen bei den Betroffenen hervorrufen: Die einen reagieren mit Verzweiflung, bei anderen führt das Wissen um den bevorstehenden Tod zu dem Wunsch, die noch verbleibende Zeit zu genießen und/oder so sinnvoll wie möglich zu nutzen.
*Arbeitsanweisungen:*
Christine S. ist tödlich an Krebs erkrankt, sie hat nur noch kurze Zeit zu leben. Bitte lesen Sie die Äußerung, die sie im Rahmen eines Interviews zum Thema „Leben mit dem Tod“ gemacht hat und beantworten Sie die folgenden Fragen:
1. Wie geht Christine S. mit dem Wissen um ihren bevorstehenden Tod um?
   Inwiefern verändert sich ihr Leben und warum?
2. Welche anderen Reaktionen auf eine entsprechende Nachricht halten Sie für denkbar?
3. Wodurch könnten die verschiedenen Reaktionen auf das Wissen um eine nur noch kurz währende Lebenszeit (Verzweiflung, Angst und Trauer auf der einen Seite oder eine Intensivierung des Lebensgefühls verbunden mit dem Wunsch, die verbleibende Lebenszeit möglichst sinnvoll zu nutzen und/oder zu genießen) verursacht bzw. beeinflusst werden?
4. Versuchen Sie sich vorzustellen, wie Sie auf eine entsprechende Nachricht reagieren würden.
   Wie würden Sie die Ihnen verbleibende Zeit nützen?
   Würden Sie Ihr Leben anders fortsetzen – wenn ja, wie?

*Zusatzaufgaben:*
Versuchen Sie sich vorzustellen, Sie seien unheilbar erkrankt. Ihr Arzt teilt Ihnen mit, dass Sie nur noch wenige Monate zu leben hätten. Bitte überlegen Sie und klären für sich:
– Was Sie in der verbleibenden Zeitspanne tun würden?
– Welche Erfahrungen Sie noch unbedingt machen wollten?
– Welche ‚unerledigten Geschäfte‘ Sie zu vollenden hätten?
– Welche Personen Sie noch einmal treffen wollten?
Bitte überlegen Sie, ob es nicht sinnvoll sein könnte, einige dieser Aspekte auch ohne akute Todesbedrohung zu verwirklichen.

## A 8

Der Mensch ist das einzige Lebewesen, das um seine Sterblichkeit weiß; damit ist der Tod ein bedeutendes psychologisches Moment.
Erst das Wissen um die Endlichkeit unseres Daseins veranlasst uns, das Leben bewusst zu gestalten, die begrenzte Lebenszeit sinnvoll zu nutzen und das Leben zu genießen.

**M 1:** Sigmund Freud hat einmal formuliert: „Unser Verhältnis zum Tode hat eine starke Wirkung auf unser Leben. Das Leben verarmt, es verliert an Interesse, wenn der höchste Einsatz in den Lebensspielen, eben das Leben selbst, nicht gewagt werden darf. Es wird so schal“.
Mit dieser Aussage bringt Sigmund Freud zum Ausdruck, dass erst die Tatsache des Todes jedem Augenblick unseres Lebens Einzigartigkeit und damit Wert zu verleihen vermag. Erst die Begrenztheit unserer Lebenszeit macht es notwendig, eigene Lebensziele zu präzisieren und die uns zur Verfügung stehende Zeit sinnvoll einzusetzen. Entsprechendes gilt auch für unsere sozialen Beziehungen: Angesichts der Endlichkeit des Lebens und damit begrenzter Möglichkeiten, unsere Liebe und Wertschätzung zum Ausdruck zu bringen, haben wir keine Zeit für Zufälligkeiten, Gedanken- und Belanglosigkeiten im Kontakt zu unseren Mitmenschen.
*Arbeitsanweisungen:*
1. Bitte interpretieren Sie die Aussage Canettis – was will der Schriftsteller damit zum Ausdruck bringen?
   Bitte gehen Sie in diesem Zusammenhang auf folgende Aspekte ein:
2. Welche Bedeutung schreibt Canetti dem Tod für das Leben zu?
3. Wie befürchtet Canetti, sähe ein Leben ohne den Tod aus? Warum?
4. Welchen Einfluss hätte potenzielle Unsterblichkeit auf unsere sozialen Beziehungen?

**M 2:** Der vorliegende Text thematisiert die Folgen eines alten Menschheitstraumes, nämlich des Wunsches nach Unsterblichkeit.
*Arbeitsanweisungen:*
Bitte lesen Sie den vorliegenden Text und beantworten Sie die folgenden Fragen:
1. Auf welche Weise kann in der beschriebenen Science-Fiction-Welt Unsterblichkeit erzielt werden?
2. Welche Konsequenzen hat die Einführung des Medikamentes?

3. Aus welchem Grund wird die Produktion des Medikamentes gestoppt und warum werden sämtliche Vorräte des Mittels vernichtet?
4. Welche Funktion hat der Tod für das Leben?
5. Wenn es ein solches Medikament tatsächlich gäbe und Sie die Möglichkeit hätten, es einzunehmen, würden Sie es einnehmen? Bitte begründen Sie, warum bzw. warum nicht.

**M 3:** Märchen (der Begriff leitet sich vom althochdeutschen ‚maren' ab, was so viel heißt wie „verkünden", „rühmen") sind kürzere Prosaerzählungen mit meist wunderbar-fantastischem Inhalt; vielfach kommt ihnen eine didaktische bzw. pädagogische Funktion zu.
In dem vorliegenden Märchen wird die Unsterblichkeitsfrage erörtert und der Wunsch nach ewigem Leben abgewehrt.
*Arbeitsanweisungen:*
1. Bitte lesen Sie das Märchen und erzählen Sie es mit Ihren eigenen Worten wieder.
   Beantworten Sie darüber hinaus die folgenden Fragen:
2. Wie reagiert der Hirte in dem Märchen auf den Tod?
3. Warum fürchtet er sich nicht vor dem Tod?
4. Inwiefern unterscheidet sich der Hirte von den anderen Menschen, die der Tod abführt? Was hätten diese Menschen von dem Hirten lernen können?
5. Was könnte das Ende des Märchens bedeuten, wo es heißt: „Was mit den Gänsen geschah? Ein neuer Hirt kam".

**M 4:** Die Aussage der Liedermacherin und Sängerin Joan Baez bringt zum Ausdruck, dass wir unseren Tod nicht unmittelbar beeinflussen und kontrollieren können, wohl aber unser Leben und damit indirekt auch unser Verhältnis zum Tod.
*Arbeitsanweisungen*
Bitte lesen Sie die Aussage der Liedermacherin und Sängerin Joan Baez und beantworten Sie die folgenden Fragen:
1. Welcher Zusammenhang besteht nach Joan Baez' Auffassung zwischen unserem Leben und unserem Verhältnis zum Tod?
2. Inwieweit kann uns eine sinnvolle Lebensplanung und -gestaltung auf den Tod vorbereiten und uns helfen, den Tod bzw. die Angst vor dem Tod zu bewältigen?
3. Wie könnte das konkret aussehen?

**M 5:** Das Todeskonzept bezeichnet die Gesamtheit aller Bewusstseinsinhalte (Begriffe, Vorstellungen, Bilder, aber auch Gefühle), die einem Menschen zur Beschreibung und Erklärung des Todes zur Verfügung stehen bzw. mit diesem verbunden sind. Das so genannte ‚reife' oder ‚erwachsene' Todeskonzept zeichnet sich durch das Wissen um die Universalität, (Unvermeidbarkeit des Todes – alle Menschen, man selbst eingeschlossen, müssen sterben), die Irreversibilität (Unumkehrbarkeit eines einmal eingetretenen Todes) und die Non-Funktionalität des Todes (lebenswichtige Körperfunktionen enden mit dem Eintritt des Todes) aus. Der Aspekt der Kausalität hebt auf die Ursachen für das Eintreten des Todes ab; Merkmal des „reifen" Todeskonzeptes ist, dass lebensimmanente intraorganische Vorgänge als Todesursache erkannt werden.
Das Märchen „Fern in Bagdad" thematisiert die Universalität bzw. Unvermeidbarkeit des Todes.
*Arbeitsanweisungen:*
1. Bitte lesen Sie das Märchen und geben Sie es mit Ihren eigenen Worten wieder.
2. Erläutern Sie bitte, was das Märchen zum Ausdruck bringen will.

**M 6:** Totentänze sind künstlerische Darstellungen von Reigen bzw. Tanzkreisen, bei denen Menschen jeden Alters und Standes mit Toten tanzen oder vom Tod – vorwiegend als Skelett bzw. Knochenmann dargestellt – fortgeführt werden. Verse erläutern die Szenen unter den Bildern. Der Sinn der Totentanzdarstellungen ist das ‚memento mori', die Mahnung, dass das menschliche Leben jederzeit vom Tod bedroht ist. Um die Universalität des Todes zu betonen, stellen die Werke meist Menschen aller Stände – vom höchsten kirchlichen und weltlichen Herrscher bis hin zum einfachen Mann – dar. Der Höhepunkt der Totentanzdarstellung lag im 15. und 16. Jahrhundert. Bei der vorliegenden Darstellung handelt es sich um einen Kupferstich eines unbekannten deutschen Künstlers aus dem 17. Jahrhundert.
*Arbeitsanweisungen:*
Bei der vorliegenden Darstellung handelt es sich um einen so genannten Totentanz eines unbekannten Künstlers aus dem 17. Jahrhundert. Bitte betrachten Sie die Darstellung und bearbeiten Sie die folgenden Fragen und Aufgaben:
1. Bitte beschreiben Sie den Totentanz.
2. Bitte überlegen Sie, was mit einer solchen Darstellung zum Ausdruck gebracht werden und welche Funktion dieser erfüllen soll.
3. Entwerfen Sie eine moderne Version eines Totentanzes. Wie könnte man den Sinn des Totentanzes in unserer Zeit zum Ausdruck bringen?

## Kapitel III: Sterben und der Umgang mit Sterbenden

Das Kapitel „Sterben und der Umgang mit Sterbenden" bezieht sich auf die aktuellen Sterbebedingungen in unserer Gesellschaft; im Einzelnen sollen dabei die folgenden Aspekte Berücksichtigung finden:
- Situation Sterbender in Institutionen wie Krankenhäusern und/oder Altenheimen,
- Anstrengungen der modernen Medizin zur Hinauszögerung und/oder Überwindung des Todes und damit verbundene ethische Probleme,
- Bedürfnisse Sterbender in der letzten Phase des Lebens,
- Möglichkeiten der Betreuung und Begleitung Sterbender,
- Prinzipien und Ziele der Hospizbewegung,
- Sterbehilfe.

Angesichts der in unserer Gesellschaft steigenden Zahlen alter, kranker und pflegebedürftiger Menschen, die sich mit der Endlichkeit ihres Lebens konfrontiert sehen, sowie der Tatsache, dass bei einer großen Zahl terminaler Erkrankungen oft lange Zeitspannen zwischen der Diagnosestellung und dem Eintritt des Todes liegen, zielt die Auswahl der Materialien des Kapitels „Sterben – Umgang mit Sterbenden" darauf ab, die Schülerinnen und Schüler zur Auseinandersetzung mit den aktuellen Bedingungen des Sterbens in unserer Gesellschaft anzuregen und für die Bedürfnisse Sterbender zu sensibilisieren.

## A 9

Während Tod und Sterben früher öffentliche Angelegenheiten waren – wenn möglich, starb man zuhause umgeben von seinen Angehörigen, Freunden und Bekannten, sie nahmen Anteil am Sterben des Betroffenen, verstanden seine Bedürfnisse und konnten dazu beitragen, ihm das Sterben zu erleichtern – , haben gesellschaftliche Veränderungen wie die Auflösung der Familienstrukturen und der Verlust von überschaubaren Lebensgemeinschaften in städtischen Ballungs-

zentren sowie die allgemeine Abwehr des Todes in unserer Gesellschaft heute zu einer Isolierung der Sterbenden in Krankenhäusern, Alten- und Pflegeheimen geführt. Es ist inzwischen nahezu außergewöhnlich, zuhause im eigenen Bett zu sterben; nahezu 95% aller Todesfälle ereignen sich in Krankenhäusern und Altenheimen.
In Krankenhäusern und/oder Alten- oder Pflegeheimen werden Sterbende vielfach allein gelassen; Ärzte, Mitglieder des Pflegepersonals und Angehörige ziehen sich zurück, so dass eine menschliche Begleitung des Betroffenen, ein Eingehen auf seine persönlichen Ängste und Wünsche, kaum stattfindet. Das Bedürfnis vieler Sterbender nach Zuwendung und Kommunikation findet oftmals keine Berücksichtigung. Hier vollzieht sich der „soziale Tod" vor dem physischen Tod.
Die negativen Folgen dieser Abwehr und Vermeidung bestehen einerseits in der Vereinsamung und unzureichenden Unterstützung der Sterbenden, andererseits werden die Menschen nicht mehr vertraut mit Aspekten der Endlichkeit des Lebens. Der Soziologe David Sudnow warnt vor der Ausgrenzung des Todes, er sieht darin einen sich selbst verstärkenden Mechanismus, denn je mehr unsere Gesellschaft versucht, sich die Angst vor dem Sterben durch Isolierung der Sterbenden fernzuhalten, desto mehr steigert sich eben diese Angst.

**M 1:**
*Arbeitsanweisungen:*
Bitte lesen Sie die kurze Zeitungsnotiz und beantworten Sie die folgenden Fragen:
1. Welche Gedanken und Gefühle löst die Zeitungsnotiz bei Ihnen aus?
2. In der Zeitungsnotiz heißt es, die Rentnerin Gerda Bauer ist verhungert. Auf der Erde verhungern täglich Tausende Kinder und Erwachsene, warum erscheint der Tod der Frau Bauer trotzdem so tragisch?
3. Man könnte behaupten, Frau Bauer sei zweimal gestorben? Warum – bitte erklären Sie diese Behauptung.

**M 2:** Die Psychiaterin Elisabeth Kübler-Ross arbeitet seit vielen Jahren mit sterbenden Patienten; es ist ihr Verdienst, auf die Bedürfnisse Sterbender und die dazu im Widerspruch stehenden Bedingungen des Sterbens in Institutionen wie Krankenhäusern und Altenheimen aufmerksam gemacht zu haben. In dem vorliegenden Text beschreibt Frau Kübler-Ross die für unsere Gesellschaft typische Sterbesituation in einem Krankenhaus.
*Arbeitsanweisungen:*
Bitte lesen Sie den Text und beantworten Sie die folgenden Fragen:
1. Wie beurteilt Frau Kübler-Ross das Sterben bzw. die Bedingungen, unter denen in unserer Gesellschaft häufig gestorben wird. Welche Aspekte bzw. Beispiele führt sie an, um ihre Auffassung zu belegen?
2. Neben den technisch-medizinischen Maßnahmen, die dem Sterbenden mit dem Eintritt ins Krankenhaus zuteil werden, beschreibt Frau Kübler-Ross eine Reihe anderer Verhaltensweisen, die die Würde des Betroffenen in Frage stellen. Welche Verhaltensweisen sind das?
3. Auf welche Ursachen führt Frau Kübler-Ross die unpersönliche Behandlung der Betroffenen im Krankenhaus zurück?
4. Wie könnte man die Sterbebedingungen in Krankenhäusern verbessern? Bitte diskutieren Sie Ihre Vorschläge in der Klasse und erstellen Sie einen Forderungskatalog möglicher Maßnahmen, der dem medizinischen Fachpersonal vorgelegt werden könnte, um das Sterben im Krankenhaus menschlicher und würdevoller zu gestalten.

**M 3:** Nach den Ergebnissen psychologisch-medizinischer Studien sind rund 70% der sterbenden Patienten auch noch 24 Stunden vor ihrem Tod örtlich und zeitlich voll orientiert und in der Lage zu kommunizieren. Viele von ihnen haben das dringende Bedürfnis nach menschlicher Zuwendung und der Möglichkeit, über ihren bevorstehenden Tod zu sprechen. Sterbende werden jedoch vielfach allein gelassen; Angehörige und Mitglieder des medizinischen Stabes ziehen sich zurück. Die Tatsache, dass eine menschliche Begleitung der Betroffenen und ein Eingehen auf ihre persönlichen Ängste und Wünsche kaum stattfindet, stellt eine weitere schwere Belastung für die sterbenden Patienten dar.
*Arbeitsanweisungen:*
Bitte lesen Sie den vorliegenden Text und bearbeiten Sie die vorliegenden Fragen und Aufgaben:
1. Beschreiben Sie die Situation des Patienten des vorliegenden Textes.
2. Wie erlebt der Patient seine Situation?
3. Wie reagieren die Menschen, die der betroffende Patient anspricht – Mitglieder des medizinischen Stabes und Angehörige –, auf seine Bedürfnisse und Fragen?
   Welche Gründe könnte es dafür geben und welche Konsequenzen hat dieses Verhalten für den Patienten?
4. Sie kennen nun die Wünsche und Bedürfnisse des Betroffenen. Stellen Sie sich vor, Sie hätten die Gelegenheit, Einfluss auf seine Angehörigen, die Ärzte und das Pflegepersonal zu nehmen. Was würden Sie ihnen raten bzw. um was würden Sie sie im Dienste des Patienten bitten?

**M 4:** Intensivstationen sind relativ kleine, personell, räumlich und technisch optimal ausgestattete Krankenstationen zur raschen Diagnosestellung, intensiven Behandlung und ständigen Überwachung lebensbedrohlicher Erkrankungen und Zustände (wie z.B. Herzinfarkt, Bewusstlosigkeit etc.).
*Arbeitsanweisungen:*
1. Bitte betrachten Sie das Bild eines Patienten auf einer Intensivstation und beschreiben Sie Ihre Eindrücke.
2. Welche Gedanken und Gefühle löst das Bild bei Ihnen aus?
3. Der abgebildete Patient erfährt sicherlich eine optimale medizinisch-technische Versorgung, welche Bedürfnisse des Mannes scheinen dagegen keine Berücksichtigung zu erfahren?
4. Bitte überlegen und diskutieren Sie, welche (situativen) Bedingungen und Umstände Sie sich für Ihren eigenen Tod oder den Sterbeprozess einer Ihnen nahe stehenden Person wünschen würden.

## A 10

Der Versuch einer Beherrschung und damit der Verdrängung des Todes im Bereich der Medizin äußert sich unter anderem in dem Versuch, die Todesgrenze mit Hilfe intensiv-medizinischer Maßnahmen zu manipulieren.
Die lebenserhaltenden und -verlängernden Techniken der Medizin – Intensivmedizin mit Wiederbelebungsmöglichkeiten, Ersatz ausgefallener Körperfunktionen durch Geräte, Organtransplantationen – haben es mit sich gebracht, dass der Tod kaum mehr als notwendiges Ende des Lebens verstanden wird, sondern als Herausforderung für eben diese medizinisch-technischen Möglichkeiten. Dabei scheint sich die „Lebensverlängerung um jeden Preis" als Maxime der Medizin etabliert zu haben. Unbeeindruckt von der Forderung, dass zum Aufgabenbereich der naturwissenschaftlichen Medizin auch gehört, zum Tod bzw. zur Würde des Todes hinzuführen, bemüht man sich um des Egoismus medizinischer Selbstbehauptung willen um die Verlängerung der individuellen Existenz

des Betroffenen – vielfach auf Kosten der Qualität und der Würde der verbleibenden Lebenszeit, vielfach ohne die individuellen Wünsche und Bedürfnisse der Betroffenen zu berücksichtigen.

**M 1:**
*Arbeitsanweisungen:*
1. Bitte beschreiben Sie die um 1921 entstandene Radierung von Ivo Saliger und beantworten Sie darüber hinaus die folgenden Fragen:
2. Welche Einstellung der Medizin dem Tod gegenüber wird durch die Radierung zum Ausdruck gebracht?
3. Welche positiven und negativen Konsequenzen sind mit einer solchen Einstellung verbunden?

**M 2:** „Der Patient zieht das Leben immer dem Tod vor, und zwar um jeden Preis. Ein Kranker, der sich gegen die medizinischen Maßnahmen wehrt, die das Krankenhauskollegium anordnet, wird als psychiatrischer Fall betrachtet" – so die vielleicht extreme und sicher nicht verallgemeinerbare Aussage eines Klinikchefs (zit. nach Jean Ziegler, 1977, 132).
In der Erzählung „Erste Hilfe" beschreibt die Autorin Roswitha Schneider-Esch die – entgegen den Wünschen der Betroffenen ausgeführten – Bemühungen um die Lebenserhaltung bzw. Wiederbelebung einer „sterbenden" alten Dame.
*Arbeitsanweisungen:*
Bitte lesen Sie die Erzählung und beantworten Sie die folgenden Fragen:
1. „Der Körper fällt schwer. Unmerkliches Zucken, kein Aufbäumen" – mit dieser Darstellung des Sterbens beginnt die Erzählung. Welche unterschiedlichen Einstellungen der alten Dame und ihrer Tochter dem Tod gegenüber werden in der Erzählung deutlich?
2. Welche Maßnahmen ergreift die Tochter, um ihrer Mutter zu helfen? Wie wirkt die Beschreibung der „Erste Hilfe"-Maßnahmen auf Sie?
3. Welche Motive stehen hinter dem Rettungsversuch der Tochter? Inwiefern kann ihr Verhalten als egoistisch bezeichnet werden?
4. „Gerade noch geschafft, sagen Ärzte, Schwestern, Pfleger", „Glück gehabt, sagt die Tochter". Wie empfindet die alte Dame die Situation nach ihrer „Rettung"? Bitte beschreiben Sie die äußeren Bedingungen der Patientin sowie ihre Gedanken und Gefühle.

**M 3:** Die Bemühungen der Ärzte und des Pflegepersonals sind darauf gerichtet, Krankheiten erfolgreich zu behandeln und die Gesundheit der Patienten wiederherzustellen. Dieses erklärte Ziel wird durch den Tod eines Patienten in Frage gestellt, so dass er vom medizinischen Fachpersonal vielfach als Frustration, als Scheitern der eigenen Bemühungen, sogar als Zeichen eigener Inkompetenz gewertet wird.
*Arbeitsanweisungen:*
Fabeln sind kurze, lehrhafte Erzählungen, in denen Tiere menschliche Verhaltensweisen zeigen. Sie veranschaulichen, wie sich Menschen verhalten bzw. wie sie sich verhalten sollten, wenn ihr Leben gelingen soll. Die Stilzüge einer Fabel sind dabei vor allem kritisierender und belehrender, dabei häufig jedoch auch satirischer und verfremdender Art.
1. Bitte interpretieren Sie die vorliegende Fabel im Hinblick auf die Möglichkeiten der modernen Medizin und ihr Verhältnis zu Tod und Sterben.
2. Bitte diskutieren Sie an dieser Stelle den Fall Gertrud M.

**„Was geschieht mit Gertrud M.?"**
Die 75-jährige Gertrud M., seit fünf Jahren verwitwet, im Hause ihres Sohnes lebend, erlitt vor eineinhalb Jahren einen Hirnschlag. Die Ärzte hatten damals prognostiziert, sie würde einen weiteren Hirnschlag nicht überstehen und voraussichtlich nur noch ca. ein Jahr leben. Frau M. ist seit dem Hirnschlag leicht behindert, sie hat Schwierigkeiten beim Gehen, außerdem Atem- und manchmal Herzbeschwerden. Sie redet oft vom Tod; dieser scheint für sie eher erlösenden als bedrohlichen Charakter zu haben. Eines Nachts erleidet sie einen weiteren Anfall. Sie ruft ihren Sohn und ihre Schwiegertochter zu sich, äußert, sie glaube, nun zu sterben, und bittet beide, bei ihr zu bleiben. Der Sohn ruft den Notarzt, schildert den Fall und bittet, nach seiner Mutter zu schauen. Dieser verordnet telefonisch die sofortige Einweisung ins Krankenhaus. Wie hätten/würden Sie sich verhalten? Bitte begründen Sie Ihre Antwort!

## A 11

Unter dem Prozess des Sterbens versteht man die physischen und psychischen Vorgänge unmittelbar vor bzw. bis zum Eintreten des Todes. Das Sterben stellt somit einen Teil des Lebens dar.
Insofern erstaunt es nicht, dass sich die Bedürfnisse und Wünsche sterbender Menschen weitgehend mit denen der Lebenden decken: Wie die Lebenden haben sterbende Menschen den Wunsch nach Schmerzfreiheit, nach Erfüllung ihrer vitalen Bedürfnisse (Hunger, Durst), nach Geborgenheit und Sicherheit, menschlicher Zuwendung, Wertschätzung und Anerkennung.

**M 1:**
*Arbeitsanweisungen:*
Parabeln sind lehrhafte Erzählungen oder Gleichnisse, deren Botschaft oder Aussage nur indirekt anhand von Beispielen oder Vergleichen zum Ausdruck gebracht werden. Der Sinn einer Parabel ergibt sich aus der Übertragung des in dem Gleichnis beschriebenen auf den eigentlich gemeinten Sachverhalt.
1. Bitte lesen Sie die Parabel und interpretieren Sie deren Aussage.
2. Bitte erläutern Sie, was die Parabel über das Verhältnis des Menschen zum Tod, gleichzeitig aber auch über die Bedürfnisse sterbender Menschen aussagt.

**M 2:** Auf die Frage nach den Umständen, die man sich für das eigene Sterben wünschen würde, äußern die meisten Menschen die Hoffnung, nicht allein sterben zu müssen, sondern von verständnisvollen, warmherzigen Menschen (bevorzugt von ihren Angehörigen) begleitet und versorgt zu werden und mit ihnen offen über ihre Gedanken und Gefühle angesichts des bevorstehenden Todes sprechen zu können. Es scheint, als könnten die mit Sterben und Tod verbundenen Belastungen und Ängste durch Liebe und Solidarität verringert, wenn nicht gar überwunden werden.
*Arbeitsanweisungen:*
1. Bitte beschreiben Sie das vorliegende Bild.
   Welche Gedanken und Gefühle löst das Bild bei Ihnen aus?
2. In unserer Gesellschaft müssen heute sehr viele Menschen einsam und allein sterben. Ihre Angehörigen, aber auch die Mitglieder des medizinischen Pflegepersonals ziehen sich zurück, Besuche bei den Betroffenen finden kaum statt.
   Bitte diskutieren Sie, welche Ursachen oder Gründe es dafür geben könnte.
3. Das Alleinsein und die Einsamkeit belasten die Sterbenden in besonderer Weise. Bitte erläutern Sie, warum?
4. Bitte überlegen Sie, wen Sie in einer vergleichbaren Situation gerne bei sich hätten, wer Sie begleiten und unterstützen sollte?

**M 3:** Die vorliegende Deklaration der Menschenrechte Sterbender entstand während eines Workshops zum Thema „Der Todkranke und der Helfer“; sie umfasst 15 Grundrechte von Menschen in der letzten Phase des Lebens.
*Arbeitsanweisungen:*
Bitte lesen Sie die aufgeführten Grundrechte und beantworten Sie die folgenden Fragen:
1. Bitte interpretieren Sie die Tatsache einer Deklaration der Menschenrechte Sterbender. Was soll damit zum Ausdruck gebracht werden?
2. Bitte lesen Sie die formulierten Grundrechte und überlegen Sie für jedes einzelne, welche Missstände im Umgang mit Sterbenden damit angeprangert werden. Versuchen Sie darüber hinaus konkrete Vorschläge für die Umsetzung der Rechte zu machen.
3. Bitte bewerten Sie die Menschenrechtsforderungen der Sterbenden, welchen Forderungen können Sie zustimmen, welchen nicht? Bitte begründen Sie Ihre Auffassung.

## A 12

Es ist das Verdienst der Psychiaterin Elisabeth Kübler-Ross, als Erste auf die psychischen Bedürfnisse von Sterbenden hingewiesen zu haben. Anhand von Gesprächen mit sterbenden Patienten konnte sie aufzeigen, dass die Angst vor dem Tod vielfach Angst vor dem Sterbeprozess und seinen Begleiterscheinungen ist, nämlich Angst vor körperlichen Schmerzen, Einsamkeit, Hilflosigkeit und Abhängigkeit und damit verbunden vor dem Verlust der persönlichen Würde.

**M 1:** Die Erkenntnisse über die Situation und Befindlichkeit sowie insbesondere über die mit der Annäherung an den eigenen Tod einhergehenden Gedanken und Gefühle Sterbender haben Eingang in verschiedene Phasen-Lehren des Sterbens gefunden; die bekannteste Phasen-Lehre ist die der Psychiaterin Elisabeth Kübler-Ross. Ihre Beschreibung des Sterbeprozesses basiert auf therapeutisch-seelsorgerlichen Gesprächen mit Sterbenden und ist als „Verstehenshilfe“ für den Umgang mit den betroffenen Patienten gedacht; das Wissen um die Phasen soll dazu beitragen, die Patienten in ihrem jeweiligen Zustand zu akzeptieren und zu unterstützen: Es kann helfen, Verständnis zu haben für unrealistisch erscheinende Pläne und Vorhaben der Patienten, ihnen Raum zu geben für ihre Wut und ihren Zorn, ihre Ablehnung oder wachsam zu sein, wenn Depressionen die Gefahr eines Suizidversuchs mit sich bringen. Das Phasenmodell ist jedoch nicht als allgemeingültiges Schema, wie Sterben abläuft, anzusehen. Der Prozess des Sterbens wird von jedem Menschen individuell erlebt und verarbeitet, Phasen können übersprungen werden, andere, die schon durchlebt schienen, können sich wiederholen. Insofern muss betont werden, dass es sich bei den Phasenmodellen – trotz ihrer Anschaulichkeit und Plausibilität nicht um gesicherte Fakten handelt; insofern ist davor zu warnen, sie in rigider – wenn auch gut gemeinter – Weise anzuwenden.
*Arbeitsanweisungen:*
Bitte lesen Sie den Text und beantworten Sie die folgenden Fragen:
1. In welchen Phasen vollzieht sich nach der Auffassung von Frau Kübler-Ross der Prozeß des Sterbens? Bitte beschreiben Sie die Phasen und die für sie charakteristischen Gedanken und Gefühle der Betroffenen.
2. Welche positiven Funktionen kann das Wissen um die Phasen des Sterbeprozesses für Angehörige eines sterbenden Menschen und/oder für das medizinische Pflegepersonal haben?
3. Bitte diskutieren Sie, wie Sie eine sterbende Person in den verschiedenen Phasen des Sterbeprozesses unterstützen können. Bitte tragen Sie Ihre Antworten in das folgende Schema ein:

| Phase | Verhalten/Bedürfnisse der Betroffenen | mögliche Reaktionen und Unterstützungsmaßnahmen |
|---|---|---|
| Nicht-wahrhaben-Wollen/-Können | | |
| Zorn | | |
| Verhandeln | | |
| Depression | | |
| Annehmen | | |

4. Welche negativen Konsequenzen können mit dem Wissen um die Phasen des Sterbeprozesses verbunden sein? Diskutieren Sie in diesem Zusammenhang die Aussage: „Jeder Patient/jede Patientin muss seine/ihre eigene Wahrheit finden, er/sie muss lernen, die ganze Tragweite der Situation zu verstehen und anzunehmen. Diese Entwicklung verläuft individuell unterschiedlich, mit Vor- und Rückschritten; dabei wird die Gewissheit über und die Akzeptanz des nahen Todes nicht von allen erreicht“.

**M 2:** Die Empfehlungen, die im vorliegenden Text für den Umgang mit Sterbenden gemacht werden, richten sich an das Pflegepersonal, sie sind aber auch leicht auf Angehörige und Freunde der Betroffenen zu übertragen.
*Arbeitsanweisungen:*
Bitte lesen Sie den Text und beantworten Sie die folgenden Fragen:
1. Bei dem Sterbenden zu sein, bei ihm zu bleiben, scheint die bedeutsamste Empfehlung im Hinblick auf den Umgang mit Sterbenden zu sein. Warum ist menschlicher Kontakt für Sterbende so bedeutsam?
2. Ruth Assel betont, dass Sterbende sich insbesondere wünschen, noch möglichst viel Zeit mit ihnen nahe stehenden und in ihrem Leben bedeutsamen Menschen verbringen zu können; dazu gehören häufig auch die Kinder bzw. Enkelkinder. Warum ist der Kontakt zu Kindern für Sterbende so wichtig und warum wird ihnen der Kontakt oftmals verwehrt bzw. warum werden Kinder in vielen Fällen nicht zu den sterbenden Angehörigen und Freunden gelassen?
3. „Ihm das geben, was er liebt und was er gewohnt ist“; Ruth Assel führt diesbzgl. eine Reihe von Beispielen an; welche anderen Maßnahmen fallen Ihnen ein?
4. Die meisten Menschen wünschen sich, in einer ihnen vertrauten Umgebung – am liebsten zuhause – zu sterben. Was könnten die Gründe dafür sein?
Was kann „vertraute Umgebung“ außerdem bedeuten und welche Möglichkeiten sehen Sie, diesem Wunsch im Krankenhaus zu entsprechen?
5. Die für die meisten Menschen schwierigste Aufgabe ist es, mit dem Sterbenden über seinen bevorstehenden Tod zu sprechen. Viele Menschen schrecken davor zurück, viele vermeiden deswegen den Kontakt mit dem Betroffenen. Was könnten die Gründe dafür sein?
6. Viele Menschen fürchten sich davor, Sterbenden zu begegnen, weil sie sich vor deren möglichen emotionalen Ausbrüchen oder vor Fragen, auf die sie keine Antworten wissen, fürchten. Solche Fragen sind zum Beispiel: „Warum muss gerade ich sterben?“, „Ich fürchte mich so vor dem Tod“ oder „Was wird sein, wenn ich sterbe“? Wie würden Sie darauf reagieren, was würden Sie antworten? Bitte erstellen Sie eine Liste möglicher Äußerungen und Fragen

Sterbender und stellen Sie diesen Ihre Reaktionen und Antwortversuche gegenüber.

*Zusatzaufgaben*
1. Gruppendiskussion
Stellen Sie sich vor, bei einer engen Freundin wäre Leukämie diagnostiziert worden; sie wird nur noch wenige Monate zu leben haben. Was können Sie als Freund/Freundin (oder die Clique) tun, um ihr die letzte Phase des Lebens zu erleichern?
2. Rollenspiel
Stellen Sie sich vor, bei einem engen Freund wäre ein lebensbedrohender Hirntumor festgestellt worden. Sie besuchen ihn zum ersten Mal im Krankenhaus. Was sagen Sie ihm? Was entgegnen Sie auf Fragen oder Aussagen wie: „Warum ich?“; „Ich habe Angst vor dem Sterben“ etc.?

**M 3:** Der Text beschreibt den Tod der an Krebs erkrankten Diplom-Psychologin Annemarie Tausch.
Annemarie Tausch hat sich in den letzten Jahren ihres Lebens intensiv mit ihrer Krankheit und den Ängsten Sterbender auseinander gesetzt. In zahlreichen Veröffentlichungen hat sie auf die Bedürfnisse Sterbender sowie auf deren Ängste und Nöte hingewiesen. Ihren Ausführungen entsprechend, dass es für Sterbende hilfreich und erleichternd ist, in ihrer vertrauten Umgebung, liebevoll begleitet sterben zu dürfen, stirbt Annemarie Tausch zuhause in Anwesenheit ihres Mannes und ihrer Kinder einen „sanften Tod“.
*Arbeitsanweisungen:*
Bitte lesen Sie den Text und beantworten Sie die folgenden Fragen:
1. Annemarie Tausch ist an Krebs erkrankt. Ihr Mann und ihre Kinder ermöglichen ihr, zuhause, in ihrer vertrauten Umgebung zu sterben. Bitte beschreiben Sie die Bedingungen und Umstände ihres Sterbens. Welche Gedanken und Gefühle löst die Beschreibung in Ihnen aus?
2. Die Betreuung und Begleitung eines Sterbenden stellt mitunter hohe Anforderungen an die Angehörigen und/oder das Pflegepersonal. Welchen körperlichen und seelischen Belastungen sind die Angehörigen und/oder das Pflegepersonal ausgesetzt?
3. Auch Reinhard Tausch beschreibt, dass ihn die Betreuung seiner Frau manchmal an die Grenzen seiner seelischen und körperlichen Belastbarkeit brachte. Andererseits empfand er die Möglichkeit, für seine Frau sorgen zu können, als erleichternd und hilfreich für sich selbst. Bitte erläutern sie, was damit gemeint sein könnte?
4. Nach dem Tod von Annemarie Tausch nehmen ihr Mann und die Kinder Abschied von der Toten und trauern gemeinsam. Inwiefern kann ihnen dies helfen, den Verlust der Mutter und ihre Trauer zu bewältigen?
5. Annemarie Tausch durfte „sanft“ sterben. „Ihr Gesicht bekam einen schönen Ausdruck, sehr friedlich....“. Was glauben Sie, wie beeinflusst diese Erfahrung die Einstellungen von Reinhard Tausch und seinen Kindern dem Tod gegenüber?

## A 13

Sterbende auf ihrem schwierigen Weg zu begleiten, ihnen Hilfe zu geben, sie bis zu ihrem Tod durch die persönliche Beziehung emotional zu unterstützen, ihnen bei größtmöglichem körperlichen Wohlbefinden so lange wie möglich die Eigeninitiative zu ermöglichen und damit dazu beizutragen, dass das verbleibende Leben wirklich Leben und nicht bloßes Existieren ist, sind die wesentlichen Aufgaben und Zielsetzungen der modernen Hospizbewegung.

Im Einzelnen können diesbezüglich folgende Ziele bzw. Prinzipien genannt werden:
- Betreuung und Begleitung; menschlicher Kontakt,
- palliative (im Gegensatz zur kurativen) medizinischen Versorgung,
- Schmerzfreiheit ohne Bewusstseinsverlust,
- „Würdiges Leben bis zuletzt“ (Aktivität und Eigeninitiative ermöglichen; dem Patienten, Wertschätzung entgegenbringen),
- Unterstützung für die Angehörigen.

**M 1:** In dem vorliegenden Textausschnitt beschreibt Dietrich Eppinger die Hospizbewegung; dabei fasst er über die Herleitung und Definition des Begriffs „Hospiz“ hinaus die wesentlichen Grundsätze des Konzeptes des von der Krankenschwester und Ärztin Dr. Cecily Saunders gegründeten St. Christopher Hospizes in London zusammen.
*Arbeitsanweisungen:*
Bitte lesen Sie den Text und beantworten Sie die folgenden Fragen:
1. Was waren Hospize in früheren Zeiten und was hat man unter einem modernen Hospiz zu verstehen?
2. Warum wurde für die „Sterbeinstitutionen“ der Hospizbewegung der Begriff „Hospiz“ gewählt, welche Vorstellung, welche Tradition ist damit verbunden?
3. Bitte beschreiben Sie wesentliche Merkmale und Ziele der Hospizarbeit, wie sie in der Konzeption des von der Krankenschwester und Ärztin Dr. Cecily Saunders gegründeten St. Christopher-Hospizes in London zum Tragen kommen.
Wie könnte das praktisch aussehen? Wie stellen Sie sich eine Betreuung, die oben genannten Grundsätzen entspricht, vor?
4. Neben der stationären Betreuung der Sterbenden in Hospizen sieht die Hospizbewegung eine ambulante Betreuung der Sterbenden zuhause vor. Warum ist das ein wichtiges Ziel der Hospizbewegung?
5. In Hospizen werden die Angehörigen der Betroffenen und andere freiwillige Helfer in die Betreuung der Sterbenden einbezogen. Nennen Sie bitte Vor- und Nachteile dieses Prinzips.

**M 2:** Elisabeth Albrecht beschreibt in dem vorliegenden Text sechs grundlegende Prinzipien der Hospizarbeit.
*Arbeitsanweisungen*
Bitte lesen Sie den vorliegenden Text und beantworten Sie die folgenden Fragen:
1. Durch welche Grundhaltungen bzw. Prinzipien ist die Betreuung Sterbender in einem Hospiz geprägt?
Versuchen Sie die genannten Prinzipien jeweils in einem Satz zusammenzufassen. Versuchen Sie die Prinzipien ihrer Wichtigkeit nach in eine Rangreihe zu bringen und stellen Sie die von Ihnen vorgenommene Ordnung in der Klasse zur Diskussion.
2. Wie sieht die im Hospiz angebotene Betreuung aus und welche Ziele werden dabei verfolgt?
3. Welche Haltung nimmt die Hospizbewegung gegenüber der Frage der Sterbehilfe ein?
4. Welche Funktionen erfüllen die ehrenamtlichen Mitarbeiterinnen und Mitarbeiter in den Hospizen?

**M 3:** Bei dem vorliegenden Text handelt es sich um den Erfahrungsbericht eines Seelsorgers, der ein sechswöchiges Pflegepraktikum im St. Christopher's-Hospiz in London absolviert. Er beschreibt darin seine Eindrücke vom Hospiz, dem Leben im Hospiz, den Patienten und ihren Aktivitäten innerhalb und außerhalb der Einrichtung.

*Arbeitsanweisungen:*
Bitte lesen Sie den Text und beantworten Sie die folgenden Fragen:

1. Hospize sind Sterbekliniken, also Institutionen, in denen man eher eine niedergeschlagene, düstere Stimmung erwartet. Der Verfasser des Textes stellt jedoch fest, er „habe keinen Ort gefunden, an dem intensiver gelebt wurde“. Was meint er damit und wie kommt dieser Eindruck zustande?
2. Bitte beschreiben Sie, wie man im St. Christopher's-Hospiz versucht, den Sterbenden die ihnen verbleibende Zeit so angenehm wie möglich zu gestalten?
3. Im Hospiz orientiert sich alles an den Wünschen und Bedürfnissen der sterbenden Patienten. Bitte belegen Sie das am Beispiel der Schmerztherapie, die bei der Patientin Mary durchgeführt wird.
4. Die Sterbenden im St. Christopher's-Hospiz werden sicher optimal betreut; sie haben das Glück, unter sehr positiven Umständen sterben zu dürfen. Trotzdem kämpfen viele gegen den Tod. Der Seelsorger formuliert: „viele ... Hospizpatienten passen so gar nicht in das Bild von Sterbenden, wie es in einigen Büchern nachzulesen ist: Dort akzeptieren Sterbende, dass ihr letztes Stündlein geschlagen hat, und schlafen friedlich ein. Nein!!! Die Sterbenden hier erleben ihre letzten Tage selten friedlich – sie kämpfen!!!“ Ist dies ein Widerspruch? Wenn ja, wie erklären Sie sich diesen?
5. Bitte interpretieren Sie den Schlusssatz des Textes: „Die meisten Patienten in St. Christopher's gehen nicht ohne Zorn in ihre (vielleicht) schöne dunkle Nacht, wenn man sie lässt und nicht von ihnen erwartet friedlich zu sterben“.

## A 14

Der Begriff „Sterbehilfe“ oder „Euthanasie“ (griech.: euthanasia: „schöner Tod“) steht für die aktive Verkürzung des Lebens von Todkranken und Schwerverletzten sowie die passive Beschleunigung des Sterbens durch Nichtbehandlung oder Absetzen der Intensivbehandlung bei neu eintretenden Komplikationen.
Die Sterbehilfe zielt darauf ab, den Betroffenen zu einem „guten“, d.h. schnellen, leichten und schmerzlosen Tod zu verhelfen und ihnen ein langwieriges, qualvolles Ende zu ersparen.

**M 1:** Jeder Mensch sollte die Möglichkeit zu einem „guten“, erfüllenden Leben, aber auch zu einem „guten“ Sterben haben.
Das in diesem Zusammenhang bedeutsame Selbstbestimmungsrecht des Schwerkranken oder -verletzten ist bedroht. Denn selbst in den Fällen, wo der Sterbende sein Selbstbestimmungsrecht wahrnehmen und seine Wünsche äußern kann, hat der Arzt/die Ärztin das letzte Wort, das nicht zuletzt durch ein hohes Maß an Rechtsunsicherheit beeinflusst ist: Wer nämlich Sterbehilfe leistet, muss befürchten, strafrechtlich verfolgt zu werden.
*Arbeitsanweisungen:*
Bitte lesen Sie den Text und beantworten Sie die folgenden Fragen:

1. Wie beurteilen Sie die dargestellten „Fälle“. Ist es Ihrer Auffassung nach rechtens, bei Ken Harrison und Peter Cinque Sterbehilfe zu leisten?
2. Was bedeutet für Sie „lebenswertes“ Leben? Unter welchen Bedingungen halten Sie Sterbehilfe für gerechtfertigt, unter welchen Bedingungen nicht?
3. Wer sollte Ihrer Meinung nach über den Zeitpunkt des Sterbens eines Menschen entscheiden dürfen? Bitte begründen Sie Ihre Auffassung.
   Berücksichtigen Sie in diesem Zusammenhang den Unterschied zwischen dem Wunsch eines Menschen, sterben zu dürfen, und das an einen anderen Menschen gerichtete Anliegen, den Tod zuzulassen bzw. herbeizuführen.

*Zusatzaufgabe:*
Entscheidungsaufgabe:
Mike L., 19-jähriger Sportstudent, ist nach einem schweren Verkehrsunfall seit 6 Monaten bis zum Hals querschnittgelähmt. Mit dem Einsatz aller medizinisch-technischen Mittel war es möglich, sein Leben zu retten; er wird sich jedoch wahrscheinlich niemals wieder bewegen können.
Mike L. bittet seine Eltern, seine Freundin und den behandelnden Arzt um Sterbehilfe.
Versetzen Sie sich in die Lage der angesprochenen Personen und diskutieren Sie den Fall. Berücksichtigen Sie in diesem Zusammenhang die folgenden Aspekte:

– Was ist das Problem/Dilemma bei der Entscheidung für oder gegen Euthanasie?
– Sind die notwendigen Hintergrundinformationen bekannt (zukünftige Lebenssituation des Betroffenen etc.)?
– Welche Alternativen gibt es zur Sterbehilfe?
– Welche Argumente gibt es für die verschiedenen Positionen?

Bitte erheben Sie vor und nach Abschluss der Diskussion ein Meinungsbild in der Klasse, ob man Mike L.'s Wunsch nach Sterbehilfe entsprechen sollte oder nicht.

**M2:** „Ich will nicht mehr weiterleben, ich will nur noch sterben. Bitte beenden Sie mein Leben!“ – So sehr man diesen Wunsch eines todkranken oder schwer verletzten Menschen, dem der Tod als letzter Ausweg und zugleich als Erlösung aus einer unerträglichen Lebenssituation erscheint, menschlich verstehen und nachvollziehen kann, so umstritten sind die ethischen und rechtlichen Fragen, die die Sterbehilfe – die Tötung auf Verlangen – aufwirft.
Die Sterbehilfe wird von ihren Befürwortern mit dem „Recht auf den eigenen Tod“ begründet, wonach der Mensch auch den Zeitpunkt seines Todes selbst bestimmen können sollte. Die Gegner der Sterbehilfe vertreten dagegen die Auffassung, das menschliche Leben sei unter allen Umständen, von seinem Beginn an bis zu seinem Ende, zu achten, d.h. die absichtliche Beendigung des Lebens eines Patienten, selbst auf dessen eigenen Wunsch, sei unethisch.
*Arbeitsanweisungen:*
Bitte lesen Sie den vorliegenden Text zum Thema Sterbehilfe und beantworten Sie die folgenden Fragen:

1. Was versteht man unter Sterbehilfe?
   Bitte erläutern Sie die Unterschiede zwischen der Hilfe beim und der Hilfe zum Sterben.
2. Welche Gründe kann ein Mensch haben, um Sterbehilfe zu ersuchen?
   Bitte diskutieren Sie in diesem Zusammenhang auch die Aussage: „Wo eine humane Hilfe beim Sterben – d.h. Linderung der Schmerzen, Berücksichtigung grundlegender vitaler Bedürfnisse und liebevolle menschliche Zuwendung – gewährleistet ist, verstummt der Wunsch nach Herbeiführung des Todes.
3. Versteht man Sterbehilfe als Hilfe zum Sterben, so werden zwei Formen, die passive, indirekte und die aktive, direkte Sterbehilfe unterschieden. Bitte erläutern Sie die beiden Formen und versuchen Sie, das jeweilige Vorgehen der Sterbehelfer durch Beispiele zu veranschaulichen.
4. Befürworter und Gegner der Sterbehilfe vertreten in dieser Frage sehr unterschiedliche Positionen. Welche Argumente sprechen für, welche gegen Sterbehilfe im Sinne von Hilfe zum Sterben?
5. Befürworter der Sterbehilfe fordern, dass der Wunsch des Betroffenen (und/oder der Angehörigen) nach Beendigung

des Lebens für den Arzt bindend sein solle und dieser dann Sterbehilfe zu leisten habe. Wie beurteilen Sie diese Forderung? Stimmen Sie ihr zu oder welche ethischen und/ oder juristischen Argumente würden gegen eine derartige Regelung sprechen?

6. „Nach deutschem Strafrecht darf niemand einen anderen Menschen töten". Mit welchen Strafen muss man rechnen, wenn man Sterbehilfe leistet?
   Wie beurteilen Sie diese Rechtslage. Würden Sie – wenn Sie die Möglichkeit dazu hätten – eine Gesetzesänderung vornehmen? Bitte begründen Sie Ihre Auffassung.
7. Wenn eine Ihnen nahe stehende Person Sie um Sterbehilfe bitten würde, würden Sie dieser Bitte entsprechen?

**M 3:**
*Arbeitsanweisungen:*
Bitte lesen Sie den Text und beantworten Sie die folgenden Fragen.

1. Welche Auffassung vertritt Max Frisch in der Frage der Sterbehilfe?
2. Wie begründet Max Frisch seine Position?
3. Stimmen Sie dieser Argumentation zu oder was würden Sie Herrn Frisch erwidern?

*Zusatzaufgabe:*
Sterbehilfe – Pro oder Kontra?
Jeweils vier Schülerinnen und Schüler, die sich für bzw. gegen Sterbehilfe aussprechen, sollen eine „Podiumsdiskussion" zum Thema „Sterbehilfe – Mord oder Möglichkeit?" führen. Die Vertreterinnen und Vertreter der jeweiligen Position sollen versuchen, ihre Zuhörerinnen und Zuhörer von ihrer Meinung zu überzeugen.
Vor Beginn der Diskussion und nach deren Abschluss sollte in Form einer Abstimmung ein Meinungsbild in der gesamten Klasse erhoben werden.

**M 4:**
*Arbeitsanweisungen:*
Bitte lesen Sie das vorliegende Formular des Patiententestamentes sorgfältig durch.

1. Welche positiven Funktionen sind mit einer solchen Willenserklärung verbunden. Welche negativen Folgen könnten damit verbunden sein?
   Beziehen Sie in Ihre Überlegungen sowohl die Situation des Patienten als auch die des medizinischen Fachpersonals ein.
2. Haben Sie schon einmal mit Ihren Familienangehörigen und Freunden über deren und/oder Ihre eigenen Wünsche für den Fall einer im Patiententestament beschrieben Situation (nach Unfall etc.) gesprochen?
3. Würden Sie ein solches Testament ausfüllen und mit sich führen?

## Kapitel IV: Einstellungen und Gedanken zum eigenen Tod

Im Rahmen des Kapitels „Einstellungen und Gedanken zum eigenen Tod" stehen die persönlichen Gedanken und Gefühle der Jugendlichen in Bezug auf Tod und Sterben im Zentrum des Interesses. Im Gegensatz zu den bisherigen Kapiteln, die den Schülerinnen und Schülern eine sachliche und damit eher distanzierte Beschäftigung mit Tod und Sterben ermöglichten, wird hier eine Auseinandersetzung auf einer individuellen, persönlichen Ebene angestrebt.

Bei den ausgewählten Materialien und deren Bearbeitung geht es zunächst jeweils um die Frage, wie Menschen auf die Tatsache ihres Todes oder auf den Tod einer ihnen bedeutsamen Person reagieren und welche Einstellung zum Tod dahinter vermutet werden kann. Das sich daraus entwickelnde Unterrichtsgespräch sollte jedoch bald auf die persönliche Ebene gelenkt werden und die Einstellungen der Schülerinnen und Schüler aufgreifen: Die Jugendlichen sollen sich ihrer eigenen Vorstellungen und Gefühle im Zusammenhang mit Tod und Sterben bewusst werden und Gelegenheit erhalten, über diese zu sprechen.

### A 15

Während in unserer Gesellschaft eine große Gruppe von Menschen die Auseinandersetzung mit dem Tod als sinnlos bezeichnet und/oder wegen ihrer Angst erzeugenden und belastenden Wirkung ablehnt und/oder vermeidet, betonen Anhänger der so genannten „Death Awareness-Bewegung" die Notwendigkeit und fundamentale Bedeutung einer Auseinandersetzung mit Tod und Sterben; als Begründungen werden u.a. angeführt:

- Auseinandersetzung als Voraussetzung einer realitätsangepassten Haltung gegenüber Tod und Sterben
- Auseinandersetzung mit dem Tod und der Endlichkeit des Lebens als Voraussetzung einer sinnvollen Lebensplanung und -gestaltung
- Auseinandersetzung mit dem Tod als hilfreiche Vorbereitung auf die Bewältigung eigener lebensbedrohlicher Erkrankungen und/oder den Verlust geliebter Menschen sowie als Voraussetzung für eine empathische Unterstützung und Begleitung Sterbender
- Verdrängung des Todes als Ursache für die Entwicklung psychischer und physischer Symptome

Jenseits der angeführten Argumente, die weniger auf wissenschaftlichen Erkenntnissen als vielmehr auf weltanschaulichen Überzeugungen basieren, sei an dieser Stelle jedoch betont, dass die Entscheidung, sich mit dem Themenbereich auseinander zu setzen oder nicht, allein von der jeweiligen Person zu treffen ist.

**M 1:** Bei dem vorliegenden Fragebogen handelt es sich um einen Einstellungsfragebogen, der im Rahmen eines Forschungsprojektes am Fachbereich Psychologie der Universität Landau zur Erfassung der Einstellungen von Jugendlichen zu verschiedenen Aspekten des Themenbereiches „Tod, Sterben und Trauer" entwickelt wurde.
*Arbeitsanweisungen:*

1. Bitte bearbeiten Sie den vorliegenden Fragebogen zu verschiedenen Aspekten Ihrer Einstellung zu Tod und Sterben. Der Fragebogen umfasst verschiedene Typen von Fragen; größtenteils sind sie durch einfaches Ankreuzen vorgegebener Antwortalternativen zu beantworten. Bitte kennzeichnen Sie bei diesen Fragen jeweils diejenige von vier Antwortalternativen (z.B.:

| | | | |
|---|---|---|---|
| nein, nie | ja, aber nur selten | ja, gelegentlich | ja, oft |

   die Ihrer Meinung und Auffassung am ehesten entspricht. Bei einigen Fragen müssen Sie die Antworten selbständig formulieren. Bitte lesen Sie die Fragen und Aussagen sorgfältig durch und beantworten Sie sie Ihren Auffassungen und Einstellungen entsprechend.
2. Wie beurteilen Sie den Fragebogen? Gibt es Fragen, die Sie besonders wichtig finden, über die Sie sich geärgert haben, bei denen Ihnen eine Antwort schwer gefallen ist und/oder, die Sie vielleicht auch längerfristig beschäftigen werden etc.? Bitte diskutieren Sie Ihre Eindrücke in der Klasse.

3. Werten Sie den Fragebogen aus. Bilden Sie zu diesem Zweck Kleingruppen, die jeweils für mehrere Fragen die absoluten und relativen (prozentuale Anteile der Nennungen) Häufigkeiten der gegebenen Antworten ermitteln. Bitte stellen Sie die gefundenen Resultate im Plenum vor und diskutieren Sie sie. (Die Auswertung der Fragen 1, 2 und 58 erfolgt, indem Sie jeweils die gegebenen Antworten sammeln, nach übereinstimmenden Inhalten gruppieren und dann ebenfalls die absoluten und relativen Häufigkeiten der Kategorien ermitteln).

## A 16

Der Gedanke an Tod und Sterben ist vielfach primär mit Gefühlen der Angst verbunden. Bei Todesangst bzw. Todesfurcht handelt es sich um ein mehrdimensionales Konzept: So kann sich die Angst vor Tod und Sterben auf das „Wie" des Lebensendes, auf die Ungewissheit der noch verbleibenden Lebenszeit und auf die Frage nach dem „Danach" etc. beziehen. Andere Theoretiker vertreten die Auffassung, hinter der Angst vor dem Tod stehe die Frage nach dem Sinn des gelebten Lebens. Die zentralen Fragen sind in diesem Zusammenhang: Warum und wofür habe ich gelebt und werde ich vergessen werden?
Bei der Bearbeitung dieses Themenkomplexes in der Klasse ist zu berücksichtigen, dass die Äußerung von Angst vor Tod und Sterben sozial unerwünscht ist: Es ist nicht opportun, negative Gefühle im Zusammenhang mit Tod und Sterben zuzugeben, denn wer Angst und Unsicherheit äußert, gilt als schwach und unreif. Aus diesem Grund ist der Themenkreis um Tod und Sterben mit einer Kommunikationshemmung belastet. Der Soziologe Werner Fuchs (1969, 109) führt dazu aus: „Fordern die allgemeinen Verhaltensnormen, dass man sich in der Interaktion ohne Zeichen von Angst, nach Möglichkeit immer souverän und ichstark verhalte, so wird der Widerspruch zwischen dieser Forderung und der innerpsychischen Angst und Erregtheit bei der Kommunikation über den Tod in einer Vermeidungstendenz resultieren". Vor diesem Hintergrund ist zu erwarten, dass die Schülerinnen und Schüler bislang nicht oder in nur geringem Umfang über ihre Gedanken und möglichen Ängste in Bezug auf Tod und Sterben gesprochen haben. Insofern scheint es von besonderer Bedeutung, den Jugendlichen im Verlauf des Unterrichts die Erfahrung zu vermitteln, dass Angst und Verzweiflung weit verbreitete und durchaus normale und angemessene Reaktionen auf den Tod darstellen sowie, dass man entsprechende Gedanken und Gefühle zugeben darf und der Austausch darüber hilfreich sein kann.

**M 1:**
*Arbeitsanweisungen:*
Bitte lesen Sie die Aussage von Nuland und beantworten Sie die folgenden Fragen:
1. Nuland zeigt auf, dass das Verhältnis vieler Menschen zu Tod und Sterben sehr widersprüchlich ist – inwiefern?
2. Welche Gründe könnten dafür verantwortlich sein, dass die meisten Menschen den Tod nicht sehen wollen, gleichzeitig aber neugierig auf den Tod sind?
3. Trifft Nulands Beschreibung auch auf Sie bzw. Ihre Einstellung zum Tod zu?
   Wie beurteilen Sie eine solche Haltung und in welche Richtung sollte sie ggf. verändert werden?

**M 2:** Bei den vorliegenden Argumenten für und gegen eine Auseinandersetzung mit Tod und Sterben handelt es sich um Aussagen von Jugendlichen im Alter von 17 – 19 Jahren.
Vor der Lektüre der hier aufgelisteten Argumente sollten jedoch zunächst die eigenen Schülerinnen und Schüler nach ihren Meinungen befragt und so eine Pro- und Kontra-Diskussion in der Klasse initiiert werden. Die Argumente sollen ausgetauscht und an der Tafel festgehalten werden.
*Arbeitsanweisungen:*
1. Sollte man sich mit dem Thema „Tod und Sterben" auseinander setzen? – Bitte erheben Sie ein Meinungsbild in Ihrer Klasse (Abstimmung ja – nein).
   Diskutieren Sie die Frage, indem Sie die verschiedenen Argumente über Sinn oder Unsinn einer solchen Auseinandersetzung diskutieren. Halten Sie die Argumente an der Tafel stichwortartig fest. Erheben Sie nach Abschluss der Diskussion erneut ein Meinungsbild – sind Änderungen eingetreten und ggf. in welche Richtung?
2. Bitte lesen Sie die unter M 2 angeführten Argumente für oder gegen eine Auseinandersetzung mit dem Tod. Bitte überprüfen Sie, ob darin neue, in Ihrer Klasse nicht berücksichtigte Begründungen enthalten sind? Welche Argumente überzeugen Sie, welche würden Sie durch Gegenargumente entkräften?

**M 3:**
*Arbeitsanweisungen:*
Bitte lesen Sie den vorliegenden Text und beantworten Sie die folgenden Fragen:
1. Die Angst vor dem Tod wird in dem Text als mehrdimensionales Konzept bezeichnet, bitte erläutern Sie, was man darunter versteht.
2. Welche Dimensionen der Angst vor dem Tod werden in dem vorliegenden Text genannt?
3. Welche weiteren Angstdimensionen oder Angstursachen fallen Ihnen ein?
4. Haben Sie Angst vor dem Tod? Wenn ja, wovor?
5. Es wird behauptet, die Angabe von Angst vor Tod und Sterben sei sozial unerwünscht. Zuzugeben, dass man sich vor dem Tod fürchtet, sei ein Zeichen von Schwäche. Trifft diese Behauptung zu? Bitte erläutern Sie Ihre Auffassung.
6. Welche positiven und negativen Konsequenzen könnten mit der gesellschaftlichen Norm, nicht über die Angst vor Tod und Sterben zu sprechen, verbunden sein?

*Zusatzaufgabe:*
Bitte befragen Sie einige Personen aus Ihrem Familien-, Freundes- und/oder Bekanntenkreis in Bezug auf ihre Angst vor dem Tod; gehen Sie dabei auf die folgenden Aspekte ein:
- Wie reagiert Person X auf die Fragestellung?
- Hat Person X Angst? Ja oder nein?
- Warum? Aufgrund welcher Ursachen?
- Wie geht Person X mit dieser Angst bzw. diesen Ängsten um, wie versucht Person X ihre Angst zu bewältigen?

**M 4:**
*Arbeitsanweisungen:*
Bitte lesen Sie die Aussage der 17-jährigen Gymnasiastin und beantworten Sie die folgenden Fragen:
1. Wovor fürchtet sich die junge Frau, auf welche Aspekte bezieht sich ihre Angst vor dem Tod?
2. Sie schreibt: „Die schlimmste Vorstellung ist für mich, jung zu sterben". Warum?
   Teilen Sie diese Auffassung? Bitte begründen Sie Ihre Antwort.
3. Gibt es Möglichkeiten, die Angst vor dem Tod zu verringern oder sogar zu überwinden, und inwiefern kann die Art der Lebensführung die Einstellung zum Tod beeinflussen?

**M 5:** Der vorliegende Textausschnitt entstammt dem Buch: „Ich, Annika" von Gunnel Beckmann. Die Autorin beschreibt darin die Gedanken, Gefühle und Reaktionsweisen der 19-

jährigen Annika, als diese erfährt, dass sie aufgrund einer Leukämieerkrankung nur noch kurze Zeit zu leben hat.
*Arbeitsanweisungen:*
Bitte lesen Sie den Textausschnitt und beantworten Sie die folgenden Fragen:

1. Welche Gedanken und Gefühle löst die Nachricht sterben zu müssen bei Annika aus?
   Wie reagiert sie auf diese Nachricht und wie würde sie gerne reagieren?
2. Annika hat Angst und ist verzweifelt, weil sie sterben muss. Auf welchen Aspekt des Todes bezieht sich ihre Angst und Verzweiflung?
3. Warum kann ihr die Vorstellung, dass ständig Menschen, auch junge Menschen sterben, nicht helfen, ihr Schicksal zu bewältigen?
4. Macht es für Sie einen Unterschied, jung oder alt zu sterben? Warum? Bitte begründen Sie Ihre Position.
5. Wie würden Sie versuchen, Annika oder eine Freundin/einen Freund in einer vergleichbaren Situation zu unterstützen und zu trösten?

## A 17

Obwohl der Gedanke an Tod und Sterben vielfach primär mit Gefühlen der Angst verbunden ist, können Menschen den eigenen Tod wie auch den Tod und das Sterben ihnen nahe stehender Menschen auch in einer Weise erleben, die als Akzeptanz oder Annahme interpretiert werden kann.
Formen des Akzeptierens können von einem pessimistisch-depressiven Sich-Fügen bis hin zu einem als positiv erlebten Herbeisehnen des Todes reichen; sie umfassen darüber hinaus auch Einstellungen, nach denen der Tod als Tatsache und Notwendigkeit anerkannt und bejaht werden kann. Der Tod wird als Teil des Lebens verstanden und als Aufgabe, die es zu bewältigen gilt, angegangen. Abschließend sei an dieser Stelle ausdrücklich darauf hingewiesen, dass Formen der Akzeptanz und Angst einander nicht ausschließen müssen, sondern durchaus vereinbare Reaktionen auf Tod und Sterben darstellen.

**M 1:** Die Erzählung „Die alte Helene“ stammt von der 1947 geborenen Essener Autorin Silvia Froese. In ihrer Erzählung beschreibt Frau Froese eine 81-jährige Witwe und ihre Einstellung zum Tod: Die alte Helene akzeptiert ihren Tod, die Vorbereitungen dafür sind weitgehend getroffen und so erwartet sie ihr Lebensende.
*Arbeitsanweisungen:*
Bitte lesen Sie die vorliegende Erzählung und bearbeiten Sie die folgenden Fragen und Aufgaben:

1. Bitte beschreiben Sie die Lebenssituation der alten Dame.
2. Wie würden Sie die Einstellung der alten Dame zum Tod beschreiben? Sehen Sie einen Zusammenhang zwischen den Lebensbedingungen der alten Helene und ihrer Haltung dem Tod gegenüber? Inwiefern?
3. In welcher Weise bereitet sich die alte Helene auf ihren Tod vor?
4. Was glauben Sie, wie die Ärzte im Krankenhaus reagiert hätten, wenn die alte Helene zu ihnen gekommen wäre, um zu sterben?
5. Die alte Helene äußert gegenüber der Erzählerin: „Sie sind ein Engel, keiner will mit mir über den Tod reden“. Was glauben Sie, warum ist es für die alte Frau so wichtig, über den Tod zu reden?

**M 2:**
*Arbeitsanweisungen:*
Bitte lesen Sie die Aussage Muriel Sparks und beantworten Sie die folgenden Fragen:

1. Welche Einstellung dem Tod gegenüber bringt Frau Spark mit ihrer Aussage zum Ausdruck?
2. Frau Spark schreibt, der Tod „sollte ein Teil dessen sein, was wir von einem vollen Leben erwarten“. Würden Sie dieser Auffassung zustimmen und/oder was gehört für Sie zu einem „vollen Leben“?
3. Welchen Unterschied macht es, ob man auf ein Ereignis vorbereitet ist oder ob es einen überrascht? Welchen Unterschied macht dies in Bezug auf den Tod? In welcher Weise könnte das Leben bzw. die Art der Lebensgestaltung von diesem Aspekt beeinflusst werden?

**M 3:** Bei dem vorliegenden Text handelt es sich um einen Auszug aus einem Brief des österreichischen Komponisten Wolfgang Amadeus Mozart (1756 in Salzburg geboren, 1791 in Wien gestorben) an seinen kranken Vater Leopold Mozart. Mozart bringt darin seine positive, durch Akzeptanz geprägte Haltung dem Tod gegenüber zum Ausdruck.
*Arbeitsanweisungen:*
Bitte lesen Sie den Text und beantworten Sie die folgenden Fragen:

1. Welche Einstellung hat Wolfgang Amadeus Mozart dem Tod gegenüber?
2. Welche Auswirkungen hat diese Einstellung auf sein Leben bzw. seine Lebensführung?
3. Was meint Mozart, wenn er schreibt, dass er den Tod „als den Schlüssel zu unserer wahren Glückseligkeit“ kennen gelernt hat?
4. Welche anderen Gedanken, Gefühle oder Einstellungen können Sie sich als Reaktionen auf das Wissen um die Endlichkeit des Lebens vorstellen?

**M 4:** Die letztwillige Verfügung des Karl Dällenbach entstammt der Gedichtsammlung „Leichenreden“ des Berner Pfarrers und Schriftstellers Kurt Marti, der darin die Schwierigkeiten der Menschen im Umgang mit Tod und Sterben thematisiert.
Im Gegensatz zu der in unserer Gesellschaft vorherrschenden durch Angst und Verdrängung gekennzeichneten Einstellung zu Tod und Sterben weist Karl Dällenbach eine akzeptierende Haltung dem Tod gegenüber auf: Sein Tod, der ihm weder schrecklich noch angsteinflößend erscheint, soll nicht Anlass zur Trauer sein. Statt dessen wünscht er sich, dass die „Trauergesellschaft“ feiert und seiner beim „Leichenschmaus“ fröhlich gedenkt.
*Arbeitsanweisungen:*
Bitte lesen Sie die letztwillige Verfügung des Karl Dällenbach und beantworten Sie die folgenden Fragen:

1. Karl Dällenbach hat recht konkrete Vorstellungen von der Trauerfeier nach seinem Tod – wie stellt er sich seinen so genannten Leichenschmaus vor?
2. Inwieweit stimmen Karl Dällenbachs Wünsche mit den in unserer Gesellschaft vorherrschenden Vorstellungen und Konventionen überein?
3. Welche Einstellung zum Tod könnte hinter derartigen Vorstellungen und Wünschen stehen?
4. Wie beurteilen Sie Karl Dällenbachs Wünsche, welche Gedanken und Gefühle lösen seine letztwilligen Verfügungen bei Ihnen aus?
5. Welche Verfügungen würden Sie treffen?

## A 18

Neben den einerseits durch Ablehnung und Angst und andererseits durch Akzeptanz und Sachlichkeit geprägten Einstellungen zu Tod und Sterben ist durchaus auch eine Haltung vorzufinden, die man als Todessehnsucht beschreiben könnte.

Diese stellt eine emotional eher positiv gefärbte Einstellung zum Tod dar: Der Tod erscheint aus der Perspektive problematischer und schmerzhafter Lebenserfahrungen, denen man sich ausgeliefert sieht, als einziger Ausweg; er befreit von der Last des Lebens, von physischer und/oder psychischer Qual, von Sorgen und Problemen und wird somit als Erlösung konzeptualisiert.

**M 1:** Die 16-jährige Susanne berichtet von ihrer Großmutter, die einen Herzinfarkt erlitten hat.
*Arbeitsanweisungen:*
Bitte lesen sie den kurzen Textabschnitt und bearbeiten Sie die folgenden Aufgaben und Fragen:
1. Bitte beschreiben Sie die von Susanne geschilderte Lebenssituation der Großmutter.
2. Wie beurteilt Susanne die Lebenssituation ihrer Großmutter, hält sie deren Leben für lebenswert?
3. Können Sie Aussagen darüber treffen, wie Susannes Großmutter ihre Lebenssituation empfindet? Warum könnte sie sich den Tod wünschen? Gibt es Aspekte in ihrem Leben, die ihr lebenswert erscheinen könnten?
4. Welche Einstellung hat Susanne zum Tod ihrer Großmutter?
5. Susanne ist der Auffassung, der Tod wäre eine Erlösung für ihre Großmutter. Bedeutet das, dass Sie nicht traurig wäre, wenn ihre Großmutter stürbe?

**M 2:** Menschen wählen den Tod und scheiden freiwillig aus dem Leben. Offensichtlich erscheint ihnen ihre Lebensperspektive nichtig, sie finden keinen Ausweg aus ihren belastenden Lebenssituationen, so dass sie den Tod als Erlösung und/oder Befreiung erleben und dem Leben vorziehen.
In der Bundesrepublik Deutschland nehmen sich jährlich nahezu 14000 Menschen das Leben, mehr als 1000 Personen davon sind jünger als 25 Jahre.
Bei dem vorliegenden Text handelt es sich um einen Abschiedsbrief eines 21-jährigen jungen Mannes, der aus Liebeskummer Suizid begeht.
*Arbeitsanweisungen:*
Bitte lesen Sie den vorliegenden Text und beantworten Sie die folgenden Fragen:
1. Warum begeht der junge Mann Suizid?
2. Wie beurteilt er den Tod im Vergleich zum Leben? Auf welche Gedanken und Gefühle dem Tod gegenüber kann man aus einer solchen Handlung schließen?
3. Können Sie die Reaktion des jungen Mannes verstehen? Bitte erläutern Sie Ihre Auffassung.
4. Würden Sie versuchen, ihn umzustimmen, wenn Sie die Gelegenheit dazu hätten, und wie würden Sie dies versuchen?
5. Halten Sie Suizid grundsätzlich für eine akzeptable Reaktion auf eine Krisensituation, bitte begründen Sie auch hier Ihre Stellungnahme.

*Zusatzaufgaben:*
1. Versuchen Sie Informationen über die Häufigkeit von Suiziden in der Bundesrepublik Deutschland sowie über die Altersverteilung, die Motive etc. der Suizidenten einzuholen.
2. Versuchen Sie herauszufinden, welche Hilfsangebote es für Menschen gibt, die ihre Lebenssituation als so verzweifelt erleben, dass sie sich für den Suizid entscheiden.

**M 3:**
*Arbeitsanweisungen:*
Bitte betrachten Sie den unter M 3 angeführten Abschiedsbrief eines 12-jährigen Jungen an seine Mutter. Anlass des Briefes ist der Versuch des Jungen, sich durch die Einnahme einer glücklicherweise nicht tödlichen Dosis von Schmerzmitteln das Leben zu nehmen.
Bitte beantworten Sie diesbzgl. die folgenden Fragen:
1. Welche Gedanken und Gefühle löst der vorliegende Brief bei Ihnen aus?
2. Welche Gründe könnte der Junge für seine Tat haben? Welche Intention könnte er mit seinem Suizidversuch und/oder mit seinem Abschiedsbrief verfolgen?
3. Oft wird behauptet, Suizidversuche hätten lediglich eine Appellfunktion an die Umwelt, die Suizidenten wollten sich nicht tatsächlich das Leben nehmen. Wie beurteilen Sie eine solche Aussage.
4. Würden Sie auf die Androhung eines Suizidversuchs reagieren? Bitte begründen Sie Ihre Auffassung und erläutern Sie, wie Sie ggf. reagieren würden.

## Kapitel V: Trauer und der Umgang mit Trauernden

Das Kapitel „Trauer und der Umgang mit Trauernden" bezieht sich auf die Erfahrung des Todes eines geliebten Menschen und die Verarbeitung bzw. Bewältigung dieses Verlustes. Im Vordergrund des Interesses steht dabei einerseits der individuelle Aspekt trauern – Trauer zulassen bzw. Trauerarbeit leisten können – und andererseits der soziale Aspekt trösten – trauernden Personen verhaltenssicher und personenbezogen begegnen bzw. diese unterstützen können.
Mit den hier vorliegenden Materialien wird das Ziel verfolgt, den Schülerinnen und Schülern Kenntnisse zu Stichworten wie „Reaktionen auf den Verlust eines geliebten Menschen", „Trauerphasen", „Trauerarbeit", „Umgang mit Trauernden" etc. zu vermitteln und sie zur Auseinandersetzung mit dem Phänomen „Trauer" anzuregen. Eine Auseinandersetzung mit dem Themenkreis „Trauer" erscheint vor dem Hintergrund der Tatsache, dass das Erleben des Todes eines geliebten Menschen nur eine von verschiedenen möglichen Verlusterfahrungen darstellt, besonders bedeutsam. Wir erleben „Tod" in vielen Bereichen unseres Lebens: Enttäuschungen, Scheitern, Abschiede, vor allem aber das Abbrechen von Beziehungen (Trennungen) können – wie der reale Tod einer nahe stehenden Person – das eigene Leben erschüttern, Trauer und Verzweiflung auslösen und Trauerarbeit erforderlich machen.

## A 19

Der Tod eines geliebten Menschen stellt für die Hinterbliebenen einen unersetzlichen Verlust und damit eine traumatische Erfahrung dar, die nicht selten eine schwere Krise nach sich zieht. Die Psychoanalytikerin Verena Kast (1992, 13) beschreibt die Tragweite dieser Situation sehr plastisch, wenn sie feststellt: „das Todeserlebnis ... lässt uns irre werden an uns ... Es erschüttert ... unser Welt- und unser Selbstverständnis". Die Trauerzeit stellt für einen Menschen eine sehr belastende Phase dar; sie ist vielfach gekennzeichnet durch Gefühle der extremen Hilf- und Orientierungslosigkeit sowie durch Gefühle der Überbeanspruchung und Überforderung (Stress); oftmals kommt es im Zusammenhang mit akuter Trauer zur Ausbildung psychophysiologischer Symptome: Zu den somatischen Symptomen gehören u. a. Muskelschwäche, Schlaf- und Appetitlosigkeit, Gewichtsverlust, Kopfschmerzen, Herzschmerzen, Lethargie, sogar die allgemeine Schwächung des Immunsystems. Darüber hinaus können auch psychische Probleme auftreten; beobachtet werden vielfach Derealisationsphänomene wie das Nicht-Wahrhaben-Wollen des Todes, Gefühle der Nähe des Verstorbenen, anhaltende Angst, Schuldgefühle oder depressive Symptome und

Betäubungsverhalten (Schlafmittel-, Beruhigungsmittel- und Alkoholabusus). Der Verlust einer geliebten Person kann sogar zum Tod des zurückbleibenden Menschen führen (Broken Heart Syndrome).

**M 1:** Die Skulptur mit dem Originaltitel „The age-old struggle between death and love" (der ewige Kampf zwischen Tod und Liebe) des norwegischen Bildhauers Gustav Vigeland (1869 in Mandal geboren, 1943 in Oslo gestorben) dient in erster Linie der Einstimmung auf den Themenkreis Verlust und Trauer.
*Arbeitsanweisungen:*
1. Bitte betrachten Sie die abgebildete Skulptur und beschreiben Sie sie. Was stellt die Skulptur dar?
2. Finden Sie einen eigenen Titel für die Skulptur und zeigen Sie auf, in welchem Zusammenhang das Werk zur Thematik des Arbeitsblattes Verlust und Trauer steht.
3. Welche Gedanken und Gefühle löst das Kunstwerk bei Ihnen aus?

**M 2:**
*Arbeitsanweisungen:*
1. Der kurze Text beschreibt Trauer als die am häufigsten erlebte negative Emotion, ohne zu klären, was „Trauer" eigentlich ist. Bitte versuchen Sie zu beschreiben, wie sich Trauer „anfühlt", welche Gedanken einem in einer Situation, in der man traurig ist, durch den Kopf gehen, wie Trauer das Leben beeinflusst.
2. Es gibt vielfältige Gründe und Anlässe für Trauer; im Text werden nur einige wenige angeführt. Welche anderen Gründe und Ursachen für Trauer fallen Ihnen ein? Bitte versuchen Sie, die verschiedenen Ursachen bzw. Anlässe in eine Rangreihe zu bringen: An erster Stelle sollte die Ursache bzw. der Anlass stehen, von der/dem Sie glauben, dass die resultierende Trauer sehr leicht überwunden werden kann, an letzter Stelle sollte die Ursache bzw. der Anlass stehen, die/der nur sehr schwer oder kaum bewältigbar erscheint. Kann Ihre individuelle Rangordnung Allgemeingültigkeit beanspruchen? Bitte begründen Sie Ihre Antwort.
3. Der Text schließt mit dem Hinweis, es sei bedeutsam, „die Ursachen für die eigene Trauer zu erkennen und die Trauer zu bewältigen". Warum?

**M 3:** Der Tod eines geliebten Menschen wird von den Hinterbliebenen empfunden, als gehe die Identität der Welt verloren. Die Psychoanalytiker Verena Kast (1992, 7) erläutert diesen Gedanken, sie schreibt: „Da wir uns wesentlich aus den Beziehungen zu Mitmenschen verstehen, Bindungen ein wesentlicher Aspekt unseres Selbst- und Welterlebens sind, werden wir durch den Tod eines geliebten Menschen in unserem bisherigen Selbst- und Weltverständnis erschüttert".
Der unter M 3 angeführte Text beschreibt, wie der junge Augustinus den Tod eines Freundes erlebt.
*Arbeitsanweisungen:*
Bitte lesen Sie den Text und bearbeiten Sie die folgenden Aufgaben und Fragen:
1. Bitte beschreiben Sie die Gedanken und Gefühle des jungen Augustinus nach dem Verlust seines Freundes.
2. Warum empfindet Augustinus es als Qual, nach dem Tod des Freundes durch seine Stadt zu gehen?
3. Augustinus scheint ein gläubiger Mensch zu sein, warum ist sein Glaube in dieser Situation erschüttert, wieso kann er keinen Trost aus seinem Glauben schöpfen?
4. Nach dem Tod des Freundes erscheint Augustinus das Leben sinnlos. Was hindert ihn, seinem Leben ein Ende zu setzen?

**M 4:** Der Trauerprozess umfasst verschiedene Phasen, in deren Verlauf die Auslösung der Trauer, die Anerkennung der Realität und eine Neuanpassung an die veränderten Lebensbedingungen im Sinne einer Entwicklung neuer Perspektiven erfolgen müssen.
*Arbeitsanweisungen:*
Bitte lesen Sie den vorliegenden Text und beantworten Sie die folgenden Fragen:
1. In dem Text wird beschrieben, dass der Trauerprozess drei Phasen umfasst. Welche Phasen sind das? Bitte beschreiben Sie die Phasen und ihre Hauptmerkmale mit Ihren eigenen Worten.
2. Bitte schildern Sie die typischen Gedanken, Gefühle und Verhaltensweisen von Trauernden in den verschiedenen Phasen des Trauerprozesses und überlegen Sie, auf welche Weise die Betroffenen unterstützt werden können, wie man ihnen hilfreich zur Seite stehen kann?
Bitte tragen Sie Ihre Antworten stichwortartig in die nachstehende Tabelle ein:

| Phase | Gedanken, Gefühle und Verhaltensweisen der Trauernden | mögliche Hilfs- und Unterstützungsmaßnahmen |
|---|---|---|
| 1. Phase Trauerschock | | |
| 2. Phase Auflehnung | | |
| 3. Phase Annahme | | |

3. In der Phase der Auflehnung sind vielfältige Emotionen zu beobachten, u.a. auch Zornausbrüche, die sich gegen den Verstorbenen oder andere Personen oder sogar gegen sich selbst richten können. Auch wenn diese Gefühle vielfach nicht rational erscheinen, warum ist es wichtig, sie zuzulassen und sie zum Ausdruck zu bringen?
4. Woran lässt sich ein erfolgreicher Trauerprozess erkennen bzw. woran merkt man, dass die betroffene Person den Verlust des geliebten Menschen bewältigt hat?

**M 5:** Friederike, die Verfasserin des Berichtes: „Ich hatte keine Lust, mich schön zu machen", ist elf Jahre alt, als ihr Vater am 23. Dezember nach kurzer schwerer Krankheit stirbt. Obwohl Friederike eine liebevolle Mutter und einen verantwortungsbewussten älteren Bruder hat, die es ermöglichen, dass das Leben harmonisch weitergeht, empfindet Friederike das Fehlen des Vaters als schwere Last. Zwei Jahre nach dem Tod des Vaters beschreibt sie ihre Situation.
*Arbeitsanweisungen:*
Bitte lesen Sie den Text und beantworten Sie die folgenden Fragen:
1. Stellen Sie sich vor, Friederike sei Ihre Freundin und Sie würden befragt, wie es ihr jetzt – zwei Jahre nach dem Tod des Vaters – geht. Wie würden Sie Friederikes Zustand bzw. Situation beschreiben?
2. Wie äußert sich Friederikes Trauer?
3. Friederikes Situation wirkt auf den Leser hoffnungslos und deprimierend, woran könnte das liegen?
Gibt es Dinge in ihrem Leben, auf die sie sich freut, die ihr Spaß machen?
4. Auch Sie waren sicher schon einmal traurig, bitte versuchen Sie Ihre Gedanken und Gefühle in dieser Situation zu beschreiben. Was oder wer hat Ihnen geholfen, die Situation zu bewältigen?

**M 6:** Ein 19-jähriger Berufsschüler schreibt: „Der eigene Tod ist nicht so schlimm, wie der Tod eines nahe stehenden Menschen (z.B. Freundin, Eltern) ... denn dann bedrückt einen die Trauer und man ist allein" und eine Klassenkameradin meint: „Es ist sehr schwer, wenn ein Mensch stirbt, der ein ganz großer Teil von einem war, denn dann stirbt man selber ein wenig".
Die Aussagen machen deutlich, dass viele Menschen den Tod ihnen nahe stehender Personen fürchten, vielen erscheint er schlimmer als der eigene Tod. Dabei richtet sich die Angst bzw. die antizipierte Trauer auf den Verlust der persönlichen Bindung, auf das Fehlen von Anregungen und Bereicherungen, die vom Verstorbenen ausgegangen waren, sowie auf den Fortfall eigener Ziele und Lebensinhalte, die ihre Berechtigung nur im Zusammenhang mit dem Verstorbenen hatten.
Mascha Kaléko greift diese Gedanken in ihrem Gedicht: „Memento" auf.
*Arbeitsanweisungen:*
Bitte lesen Sie das Gedicht von Mascha Kaléko und beantworten Sie die folgenden Fragen:

1. Die Autorin fürchtet den Tod ihr nahe stehender Personen, nicht jedoch ihren eigenen Tod, warum?
   Teilen Sie die Einstellung der Autorin? Bitte begründen Sie Ihre Auffassung.
2. Was meint Frau Kaléko, wenn sie schreibt: „Doch mit dem Tod der andern muss man leben"? Inwieweit verändert sich das Leben nach dem Tod eines geliebten Menschen?
3. Sehen Sie Möglichkeiten, sich vor entsprechenden Verlusterfahrungen zu schützen? Kann man – z.B. durch die Art der Beziehungen zu anderen Menschen – Gefühlen der Trauer vorbeugen oder diese abschwächen? Wenn ja, wie?

## A 20

Der Ausdruck von Trauer bei einem Menschen kann eine starke Wirkung auf Personen seiner sozialen Umwelt haben:
So ist festzustellen, dass dem Trauernden nahe stehende Menschen – auch wenn sie selbst nicht betroffen sind – durch Stimmungsübertragung ähnliche Gefühle entwickeln oder sich dem Trauernden tröstend zuwenden. Die Handlung des Tröstens enthält beruhigende Gesten wie den Betroffenen zu umarmen, zu streicheln oder ihm beruhigend und ermutigend zuzusprechen. Das Teilen der Gefühle, das Mitweinen und die Bekundung der Anteilnahme festigt die soziale Bindung zwischen den Beteiligten. Der Trauernde kann sich geborgen fühlen, seinen Schmerz ausleben und ihn allmählich überwinden. In der jüngsten Zeit gelten Zeichen von Trauer jedoch zunehmend als Warnsignal. Wer seinen Schmerz als Trauernder in der Öffentlichkeit zum Ausdruck bringt, wird von der Gesellschaft gemieden; man geht ihm aus dem Weg oder nimmt nur dann Kontakt mit ihm auf, wenn gewährleistet zu sein scheint, dass er keine Gefühle der Erschütterung und des Schmerzes zeigt.

**M 1:**
*Arbeitsanweisungen:*
Jedem ist der Anblick eines traurigen Menschen vertraut, dennoch erscheint es schwierig, die mimischen und körperlichen Signale, die für den Ausdruck von Trauer verantwortlich sind, zu beschreiben.

1. Bitte versuchen Sie die verschiedenen Zeichen (Mimik, Körperhaltung, Lautäußerungen, verbale Beschreibungen der aktuellen Empfindungen und äußere Merkmale (Zeichen und Symbole)) von Trauer zu benennen und detailliert zu beschreiben. Bitte lesen Sie im Anschluss daran den kurzen Text (M 1) und vergleichen Sie Ihre Ergebnisse mit den dort gemachten Angaben.
2. Hinsichtlich äußerer Merkmale, damit sind Symbole und/ oder besondere Verhaltensweisen sowie spezifische Trauerrituale gemeint, wird in dem Text nur das Tragen schwarzer Trauerkleidung angesprochen. Welche anderen typischen Kennzeichen, Verhaltensweisen oder Rituale fallen Ihnen diesbezüglich ein?
3. Bitte befragen Sie Gleichaltrige, Personen aus der Generation Ihrer Eltern sowie Personen aus der Generation Ihrer Großeltern in Bezug auf Rituale oder Verhaltensvorschriften im Zusammenhang mit Trauer. Stellen Sie Ihre Ergebnisse in der Klasse vor.
   Lassen sich aus den Angaben der drei Personengruppen Veränderungen im Umgang mit Trauer und Trauernden ablesen? Diskutieren Sie die Vor- und Nachteile der möglicherweise zu verzeichnenden Veränderungen.

**M 2 :**
*Arbeitsanweisungen:*
Das Foto zeigt eine ältere Frau.

1. Bitte beschreiben Sie das Bild.
2. Was scheint die Frau auf dem Bild zu empfinden?
3. Welche Gefühle löst das Bild bei Ihnen aus, warum?

**M 3:**
*Arbeitsanweisungen:*
Bei der Skulptur handelt es sich um eine Gipsfigur des Bildhauers und Graphikers Ernst Barlach (1870 – 1938), der insbesondere durch seine expressionistischen Plastiken mit Darstellungen von Menschen, die verschiedene Seelenzustände zum Ausdruck bringen, bekannt geworden ist.
Bitte betrachten Sie die abgebildete Skulptur und beantworten Sie die folgenden Fragen:

1. Welches Gefühl scheint die dargestellte Person zu empfinden, welchen Eindruck macht sie auf Sie? Warum?
2. Bitte finden Sie einen eigenen Titel für die Skulptur.

**M 4:**
*Arbeitsanweisungen:*
In vielen Zeitschriften gibt es eine Rubrik: „Dr. X rät": Leserinnen und Leser können sich mit Fragen, Sorgen oder Problemen an (mehr oder weniger professionelle) Ratgeber/Berater des jeweiligen Blattes wenden und um eine Stellungnahme oder einen Rat bitten. Bitte stellen Sie sich vor, Sie wären als Berater/Beraterin in einer solchen Redaktion tätig und erhalten den Leserbrief, in dem eine Witwe das scheinbar vom Tod des Vaters unbeeindruckte Verhalten ihrer Kinder beklagt; verfassen Sie ein Antwortschreiben auf den Brief. Nehmen Sie darin u.a. dazu Stellung, ob aus dem Verhalten der Kinder abzuleiten ist, dass ihnen der Vater nichts bedeutet hat oder welche anderen Interpretationen möglich sind?!

## A 21

Infolge bestimmter unausgesprochener Normen gilt es für den Trauernden, seine Trauer zu unterdrücken. Das Bild eines Trauernden, der von seinem Schmerz überwältigt wird, lässt sich nicht mit dem Idealbild ständigen Erfolgs, ungetrübter Kraft und Heiterkeit vereinbaren, das unsere Kultur prägt. Die Angehörigen des Verstorbenen ‚dürfen' zwar noch Schmerz empfinden, aber die öffentliche Äußerung von Trauer gilt als morbide. Tod und Trauer sind zur ‚Privatangelegenheit' geworden, von der die Gesellschaft möglichst wenig tangiert werden will bzw. soll. Die in Traueranzeigen immer häufiger auftauchende Formel: „Es wird gebeten, von Beileidsbesuchen Abstand zu nehmen" spiegelt den geforderten Rückzug der Trauernden wider. Entsprechendes verdeutlichen auch neuere Umfrageergebnisse, nach denen es nur noch 50% der Befragten für angebracht halten, über den Tag der Beisetzung hinaus Trauerkleidung zu tragen.

**M 1:** Die moderne Gesellschaft verwehrt es ihren Mitgliedern, sich vom Tod eines ihnen nahe stehenden Menschen erschüttern zu lassen. Eine neue gesellschaftliche Konvention fordert, dass das Leid und die Trauer nach dem Verlust eines geliebten Menschen verheimlicht werden muss; es ist nicht mehr angemessen, den Verstorbenen öffentlich zu beweinen, seinen Schmerz mitzuteilen oder auch nur so auszusehen, als empfände man welchen.

*Arbeitsanweisungen:*

Bitte lesen Sie den Text von Philipp Ariès: „Die Unschicklichkeit der Trauer" und beantworten Sie folgende Fragen:

1. Im Zusammenhang mit der These von der Tabuisierung des Todes in unserer Gesellschaft wird immer wieder von der Deritualisierung und Privatisierung der Trauer gesprochen. Bitte erklären Sie diese Schlagworte und veranschaulichen Sie deren Bedeutung anhand von Beispielen.
2. In dem Text werden drei Kategorien von Trauernden unterschieden, welche sind das?
   Bitte beschreiben Sie, wie die Personen dieser Gruppen „mit ihrer Trauer umgehen", wie das Verhalten gesellschaftlich bewertet wird und welche negativen Konsequenzen mit den jeweiligen Verhaltensweisen verbunden sind.
3. Philipp Ariès beschreibt, dass der (öffentliche) Ausdruck von Trauer und Schmerz infolge des Todes eines geliebten Menschen heute zur gesellschaftlichen Ächtung und zur Isolation des Betroffenen führt. Wie äußert sich diese Ächtung und Isolation und auf welche Ursachen und Motive ist das Rückzugsverhalten der Gesellschaft zurückzuführen?
4. Der Text endet mit der Aussage: „Die Gesellschaft hält die Trauer für morbide, während für Psychologen gerade umgekehrt die Verdrängung der Trauer morbide und Ursache der Morbidität ist". Bitte erklären Sie diesen Widerspruch. Was könnte damit gemeint sein, dass die Verdrängung der Trauer morbide und Ursache der Morbidität ist?

**M 2:** Die Begräbniszeremonien dienten bzw. dienen über die Möglichkeit des Abschieds und des Gedenkens an den Verstorbenen hinaus der Unterstützung der Angehörigen. Durch die Anteilnahme der anwesenden Trauergemeinde erfuhren bzw. erfahren die Hinterbliebenen Unterstützung und Stärkung. Früher nahm die Gesellschaft Anteil an der Trauer der Hinterbliebenen, heute unterliegt die Trauer einer negativen Bewertung; die Gesellschaft weiß mit Trauernden nichts mehr anzufangen, man distanziert sich von ihnen.

*Arbeitsanweisungen*

1. Bitte betrachten Sie das Bild und beschreiben Sie, was Sie sehen.
2. Welche Gedanken und Gefühle löst die Fotografie bei Ihnen aus?
3. Inwiefern könnte man sagen, dass die Situation der Frau am Grab die Situation trauernder Menschen in unserer Gesellschaft widerspiegelt?

**M 3:**

*Arbeitsanweisungen*

Die Erzählung: „Ich trage Trauer" von Otti Pfeiffer wirkt wie ein Erfahrungsbericht: Eine Frau, deren Mutter gestorben ist, berichtet über ihre Situation und ihre Erfahrungen als Trauernde.

Bitte lesen Sie die Erzählung und beantworten Sie die folgenden Fragen:

1. „Ich trage Schwarz". Welche (positive) Funktion hat das Tragen der Trauerkleidung für die Frau und welche negativen Konsequenzen sind damit für sie verbunden?
2. Wie reagieren die Menschen auf die Trauerkleidung bzw. die Trauer der Frau – welche verschiedenen Reaktionsformen werden in dem Text beschrieben?
   Was denken Sie, welches Verhalten würde sich die Frau von ihren Mitmenschen wünschen? Warum?
3. „Lächle nicht, wenn du Trauer trägst" und „... weine nicht"?
   Die Situation Trauernder scheint ausweglos, sie dürfen keine Gefühle zeigen – weder positive noch negative.
   Welche besonderen Belastungen ergeben sich aus dieser gesellschaftlichen Norm für die Trauernden?
4. Im Text heißt es: „Eine, die Trauer trägt, ist allein".
   Was sind die Gründe dafür? Bitte bedenken Sie hier sowohl mögliche Motive der Gesellschaft, Trauernde zu isolieren, als auch mögliche Gründe der Trauernden, sich zurückzuziehen.
5. Bitte deuten Sie die Aussage des letzten Abschnitts. Welche emotionale Entwicklung der Trauernden lässt sich daraus ableiten?

## A 22

Die Erfahrung des Todes eines geliebten Menschen stellt eine Grenz- und Krisensituation des Lebens dar, die nur schwer zu bewältigen ist. Obwohl die soziale Unterstützung und Begleitung, die die Trauernden in einer solchen Situation erfahren, von größter Bedeutung für den Erfolg der Trauerarbeit, die Bewältigung des Verlusterlebnisses und damit auch die psychische Gesundheit der Betroffenen ist, ist in der modernen Gesellschaft an die Stelle der Begleitung und Unterstützung der Trauernden, wie sie früher vorherrschte – früher nahm die Gesellschaft Anteil an der Trauer der Hinterbliebenen, die Trauerzeit war angefüllt mit Besuchen bei den Angehörigen des Verstorbenen –, die Isolierung der Trauernden getreten.

**M 1:** Trauernde Menschen werden vielfach gemieden; man weicht ihnen aus, weil man sich vor ihren Gefühlen und dem Ausdruck ihrer möglichen Erschütterung und Verzweiflung fürchtet, weil man Angst hat, keine tröstenden Worte zu finden, nicht helfen zu können, weil man sich davor fürchtet, die eigene Ohnmacht angesichts von Tod und Trauer zu spüren und/oder weil sie einen an den Tod erinnern.

Aus Unsicherheit und Angst wird den Betroffenen die nötige Hilfe und Unterstützung (zum Beispiel durch konkrete Hilfsangebote und Verrichtungen wie die Begleitung zu Ämtern, das Erledigen von Einkäufen etc.) bei der Bewältigung der belastenden Lebenssituation sowie die tröstliche mitmenschliche Nähe und Anteilnahme (zum Beispiel Signale wie: „Du bist nicht allein – ich bin für dich da" oder „ich verstehe deine Verzweiflung, du musst dich nicht verstellen") verwehrt.

Menschen reagieren individuell unterschiedlich auf den Verlust einer geliebten Person, das gilt sowohl in Bezug auf die empfundene Trauer und deren Ausdrucksformen als auch in Bezug auf Versuche der Bewältigung dieser Krisensituation. Aufgrund dieser Tatsache ist es nicht möglich, allgemeingültige Regeln oder Rezepte für den ‚Umgang' mit Trauernden zu formulieren; eine Orientierung an den Bedürfnissen der jeweils betroffenen Person sowie die grundsätzliche Anerkennung des Trauerprozesses als notwendige Voraussetzung der Bewältigung des erlittenen Verlusts und die daraus abzuleitende Bereitschaft und Fähigkeit, Gefühle der Erschütterung und Verzweiflung sowohl auf Seiten der Betroffenen als auch bei sich selbst zu tolerieren und auszuhalten, scheinen unverzichtbare Voraussetzungen einer Begleitung und Unterstützung Trauernder zu sein.

*Arbeitsanweisungen:*

Bei dem vorliegenden Text handelt es sich um Auszüge aus dem Buch: „Trauern – Phasen und Chancen des psychischen Prozesses" der Psychoanalytikerin Verena Kast. Sie beschreibt

darin die Veränderungen der Lebenssituation und die Belastungen, mit denen der Trauernde nach dem Tod des geliebten Menschen konfrontiert ist.
Bitte lesen Sie den Text und beantworten Sie die folgenden Fragen:

1. Bitte beschreiben Sie die in unserer Gesellschaft vorherrschende Einstellung Trauernden gegenüber. Welche negativen Konsequenzen sind mit dieser Haltung für die Betroffenen und für die Gesellschaft verbunden ?
2. Verena Kast weist darauf hin, dass der Tod eines geliebten Menschen das Leben des Hinterbliebenen schlagartig verändert und dass mit diesen Veränderungen vielfach schwer wiegende Belastungen und Probleme für die Trauernden verbunden sind.
   Bitte geben Sie die im Text genannten Schwierigkeiten und Problembereiche wieder. Welche anderen Belastungen und Probleme fallen Ihnen ein?
   Bitte überlegen Sie darüber hinaus, in welcher Weise man den Betroffenen bei diesen Problemen helfen könnte, wie man Trauernde praktisch unterstützen könnte.
3. Bitte überlegen Sie auf der Grundlage eigener Erfahrungen (welche Wünsche und Bedürfnisse habe ich, wenn ich traurig bin? Wer oder was tut mir in einer solchen Situation gut, wer oder was kann mich trösten?), welche weiteren Möglichkeiten der Begleitung und Unterstützung der Betroffenen Ihnen einfallen.
4. Halten Sie es für sinnvoll, mit Trauernden über die Verstorbenen, ihre gemeinsamen Erlebnisse, ihre Beziehung etc. zu sprechen? Bitte begründen Sie Ihre Antwort.
5. Stellen Sie sich vor, Sie würden gefragt, wie ‚man‘ Trauende trösten kann, wie man sich ihnen gegenüber verhalten sollte? Welche Ratschläge würden Sie erteilen?

**M 2:**
*Arbeitsanweisungen*
Der vorliegende Text ist dem Buch: „Trauern – Phasen und Chancen des psychischen Prozesses“ der Psychoanalytikerin Verena Kast entnommen. Sie beschreibt darin die Situation trauernder Personen, ihre Gedanken und Gefühle in den verschiedenen Phasen des Trauerprozesses. Ein weiterer Schwerpunkt ihrer Ausführungen liegt auf möglichen Hilfs- und Unterstützungsmaßnahmen für Trauernde durch Angehörige, Freunde und professionelle Helfer. Bitte lesen Sie den Text und beantworten Sie die folgenden Fragen:

1. Nach Frau Kast umfasst der Trauerprozess vier Phasen. Welche Phasen sind das? Bitte beschreiben Sie diese Phasen und ihre Hauptmerkmale mit Ihren eigenen Worten.
2. Bitte schildern Sie die typischen Gedanken, Gefühle und Verhaltensweisen der Trauernden in den verschiedenen Phasen des Trauerprozesses sowie mögliche Hilfs- und Unterstützungsmaßnahmen. Bitte tragen Sie Ihre Antworten stichwortartig in die nachstehende Tabelle ein:

| Phase … | Gedanken, Gefühle und Verhaltensweisen der Trauernden | mögliche Hilfs- und Unterstützungsmaßnahmen |
|---|---|---|
| aufbrechende Emotionen | | |
| Suchen und Sich-Trennen | | |
| neuer Selbst- und Weltbezug | | |

3. Die Phase des Suchens und Sich-Trennens scheint für die Bewältigung des Verlustes von entscheidender Bedeutung zu sein. Bitte beschreiben Sie mit Ihren eigenen Worten, was mit „suchen“ und „sich trennen“ gemeint ist.
4. Was ist das Gemeinsame der für die verschiedenen Phasen des Trauerprozesses angeführten Hilfs- und Unterstützungsmaßnahmen und welche Funktion(en) können diese Maßnahmen für den Trauernden erfüllen?
5. Inwiefern kann in Bezug auf Trauerbegleitung von einer Gratwanderung gesprochen werden?
   Welche negativen Konsequenzen sind mit der Vernachlässigung des Trauernden einerseits und einer zu intensiven Unterstützung und Begleitung andererseits verbunden?
6. Woran lässt sich ein erfolgreicher Trauerprozess erkennen bzw. woran merkt man, dass die betroffene Person den Verlust des geliebten Menschen bewältigt hat?

**M 3:** Der öffentliche Ausdruck von Trauer ist gesellschaftlich sanktioniert; wer seinen Schmerz als Trauernder in der Öffentlichkeit zum Ausdruck bringt, muss damit rechnen, von der Gesellschaft geächtet zu werden. Trauernde werden von ihrer Umgebung gleichsam vorbeugend gemieden: Man geht ihnen aus dem Weg oder nimmt – wenn überhaupt – nur dann Kontakt auf, wenn man sicher sein kann, dass sie ihre Gefühle kontrollieren können und keine Erschütterung zeigen.
*Arbeitsanweisungen*
Bitte stellen Sie sich vor, Ihre Freundin Sabine sei bei einem Verkehrsunfall ums Leben gekommen. Bei der Beerdigung sprechen einige Trauergäste auch Ihnen ihr Beileid aus.
Lesen Sie die angeführten Beileidsäußerungen und beantworten Sie dazu die folgenden Fragen:

1. Welche der angeführten Beileidsäußerungen könnte Sie trösten, welche nicht? Bitte begründen Sie Ihre Antworten.
2. Sicherlich ist auch die 4. Äußerung „gut gemeint“. Wie beurteilen Sie diese Aussage? Warum?
3. Würden Sie einem anderen Menschen in einer vergleichbaren Situation ihr Mitgefühl aussprechen? Wenn nein, warum nicht? Wenn ja, wie, was würden Sie sagen?
4. Viele Menschen vermeiden es, Trauernden zu begegnen, mit ihnen in Kontakt zu treten. Welche Gründe könnten Sie dafür haben?
5. Warum fällt es den meisten Menschen so schwer, Trauernden ihr Beileid auszusprechen?
6. Warum könnte es bedeutsam sein, mit Trauernden zu sprechen, ihnen die eigene Anteilnahme und das Mitgefühl auszudrücken, auch wenn man nicht immer die passenden Worte findet?
7. Was denken Sie, könnte einen Menschen nach dem Tod eines geliebten Mitmenschen trösten?

*Zusatzaufgaben:*

1. Einzelarbeit: Verfassen eines Kondolenzbriefes
   Stellen Sie sich vor, der Vater eines engen Freundes/einer engen Freundin ist bei einem Verkehrsunfall ums Leben gekommen. Versuchen Sie Ihrem Freund/Ihrer Freundin etwas zu schreiben, was ihn/sie trösten kann, was ihm/ihr helfen kann.
2. Einzelarbeit und Rollenspiel
   Stellen Sie sich vor, der Vater Ihres Freundes/Ihrer Freundin ist bei einem Verkehrsunfall ums Leben gekommen. Sie begegnen diesem Freund/dieser Freundin am Tag nach dem Unfall. Wie verhalten Sie sich? Was sagen Sie zu ihm/ihr?
   Jeweils zwei Schüler spielen eine solche Szene vor der Klasse. Im Anschluss daran diskutiert die Klasse das gezeigte Verhalten und entwickelt Rollenanweisungen bzgl. des Zielverhaltens.

3. Gruppenarbeit zum Thema: „Beistand leisten?
   Stellen Sie sich vor, der Vater Ihres besten Freundes/ Ihrer besten Freundin ist bei einem Verkehrsunfall ums Leben gekommen. Wie verhalten Sie sich?
   Die Schülerinnen und Schüler sollen in Kleingruppen zu vier bis sechs Personen diskutieren, was sie tun würden, um ihren Freund/ihre Freundin zu unterstützen, um ihm/ihr in dieser schweren Zeit beizustehen, und ihre Ergebnisse abschließend im Plenum vorstellen.

## Kapitel VI: Tod - und dann?

Die Unterrichtseinheit „Tod - und dann?" thematisiert die Frage nach einer Existenz nach dem Tod.
Im Rahmen einer Auseinandersetzung mit Tod und Sterben gilt der Frage, ob der Tod das endgültige Ende des Lebens oder den Übergang in eine – wie auch immer geartete – Existenz oder „Seinsform" darstellt, besondere Aufmerksamkeit. Die Auswahl der Materialien des Kapitels „Tod -und dann?" zielt darauf ab, die in Bezug auf die Frage nach der Möglichkeit einer Existenz nach dem Tod vorherrschenden unterschiedlichen, einander teilweise diametral gegenüberstehenden Positionen vorzustellen.
Während die Religionen auf der Hoffnung, dass der Tod nicht das absolute Ende des Menschen bedeutet, gründen, wird von anderer Seite vielfältige Kritik an entsprechenden Glaubensüberzeugungen laut; so werden zum Beispiel insbesondere die christlichen Jenseitsvorstellungen von marxistischer Seite als geschickte Vertröstungen für Ausgebeutete und Unterdrückte kritisiert. Auch innerhalb der Philosophie erfolgt eine Auseinandersetzung mit der Frage, ob der Tod das Individuum endgültig vernichtet; zahlreiche philosophische Systeme verfolgen das Ziel, die Unsterblichkeit der Seele zu beweisen, zu widerlegen oder die grundsätzliche Unmöglichkeit einer Klärung dieser Fragestellung herauszustellen.
Die Bearbeitung der vorliegenden Materialien soll dazu beitragen, den Schülerinnen und Schülern deutlich zu machen, dass es sich bei den verschiedenen Vorstellungen in Bezug auf eine (Weiter-)Existenz nach dem Tod um sowohl kulturell als auch durch die jeweilige individuelle Lebenssituation geprägte Glaubenssysteme handelt, die grundsätzlich nicht beweisbar oder widerlegbar sind.

## A 23

Unsere Vorstellungen und Überzeugungen in Bezug auf die Frage nach einer - wie auch immer gearteten – Existenz nach dem Tod stehen in einem engen Zusammenhang mit unseren Einstellungen dem Tod und dem Leben gegenüber und beeinflussen diese in entscheidendem Maße: Bejahen wir die Möglichkeit einer Existenz nach dem Tod besteht die Gefahr, unsere Hoffnungen und Pläne ausschließlich auf das Leben nach dem Tod zu richten und das Leben vor dem Tod zu versäumen. Negieren wir die Möglichkeit einer Existenz nach dem Tod, bekommt das ‚Leben vor dem Tod' das ganze Gewicht. Aus der Sorge, nicht ‚genug' zu leben und die kurze Lebensspanne nicht ausreichend zu nutzen, ergibt sich die Notwendigkeit, das Leben möglichst intensiv auszufüllen und solange wie möglich zu bewahren. Wir werden mit unserem Leben nicht fertig, der Tod kommt immer zu früh. An die Stelle eines Verständnisses des Todes als Abschluss des Lebens auf der Erde und ‚Übergang in eine neue Seinsform' tritt die Vorstellung des ‚Herausgerissenwerdens aus dem Leben'.

**M 1:** Der schweizerische Psychologe und Psychiater Carl Gustav Jung (1875 in Kesswyl (Schweiz) geboren, 1961 in Zürich gestorben) führte, von der Psychoanalyse Sigmund Freuds ausgehend, eine Unterscheidung zwischen individuellem und kollektivem Unbewussten in die Psychologie ein. Zur Beschreibung des Lebens zog Jung vielfach als Analogie den Lauf der Sonne heran: die Sonne entfaltet ihre Kraft bis zum Höhepunkt am Mittag und vermag sich noch lange in den Nachmittag zu halten, um dann hinter den Horizont zu sinken und zu verlöschen. Die Frage, was danach mit dem Leben geschieht, kennzeichnet Jung als Frage, die nur der Glaube beantworten kann.
*Arbeitsanweisungen:*
Bitte lesen Sie den kurzen Text C.G. Jungs und bearbeiten Sie die folgenden Aufgaben und Fragen:
1. Bitte geben Sie die Aussage des Textes mit Ihren eigenen Worten wieder.
2. C. G. Jung stellt fest, dass ihn die Frage, ob es ein Leben nach dem Tod gibt, beschäftigt, obwohl er keine Antwort auf die Frage hat. Warum könnte ihn diese Frage beschäftigen und warum hat er keine Antwort auf diese Frage?
3. Beschäftigt Sie diese Frage? Warum bzw. warum nicht? Bitte begründen Sie Ihre Haltung und beschreiben Sie, wie Ihre diesbezüglichen Ihre Vorstellungen bzw. Überzeugungen aussehen.
4. C.G. Jung schließt seine Aussage mit dem Hinweis, dass Gedanken bzgl. der Möglichkeit eines Lebens nach dem Tod geäußert werden können, falls sie nicht aufgrund irgendwelcher Vorurteile unterdrückt werden. Welche Gründe bzw. Vorurteile spricht er damit an?

**M 2:**
*Arbeitsanweisungen:*
Bitte lesen Sie den Text und bearbeiten Sie folgende Fragen:
1. Warum hat die Frage nach einer – wie auch immer gearteten – Existenz die Menschen seit jeher beschäftigt?
2. Inwiefern haben sich die Einstellungen der Menschen in Bezug auf die Frage nach einem Leben nach dem Tod verändert? Warum, welche Gründe sind dafür verantwortlich?
3. Glauben Sie an ein Leben nach dem Tod? Bitte erheben Sie ein Meinungsbild in Ihrer Klasse und vergleichen Sie dieses mit dem Ergebnis der Umfrage des Instituts für Demoskopie in Allensbach. Falls sich Unterschiede ergeben, worauf könnten diese basieren?
4. Bitte diskutieren Sie, welche Einflussfaktoren die Einstellungen und Überzeugungen in Bezug auf diese Frage bestimmen und welche Funktionen die verschiedenen Einstellungen und Überzeugungen haben.

**M 3:** Bei dem vorliegenden Fragebogen handelt sich um einen Auszug aus einem Einstellungsfragebogen, der im Rahmen eines Forschungsprojektes am Fachbereich Psychologie der Universität Landau zur Erfassung der Einstellungen von Jugendlichen zu verschiedenen Aspekten des Themenbereiches „Tod, Sterben und Trauer" entwickelt wurde.
*Arbeitsanweisungen:*
1. Bitte beantworten Sie die aufgeführten Fragen, indem Sie entweder die vorgegebenen Antwortalternativen ankreuzen (bitte kennzeichnen Sie jeweils diejenige von vier Antwortalternativen z.B.:

| | | | |
|---|---|---|---|
| nein, nie | ja, aber nur selten | ja, gelegentlich | ja, oft |

   die Ihrer Meinung und Auffassung am ehesten entspricht) oder Ihre Gedanken und Vorstellungen selbständig stichwortartig formulieren.
2. Bitte interviewen Sie weitere Personen aus Ihrem Familien- und/oder Bekanntenkreis oder befragen Sie Ihnen unbekannte Personen nach deren Einstellungen in Bezug auf

die Frage nach einem Leben nach dem Tod. Bitte diskutieren Sie die Ergebnisse Ihrer Umfragen in der Klasse.
3. Bitte überlegen und diskutieren Sie, welche Einflussfaktoren die Vorstellungen und Überzeugungen der Menschen in Bezug auf diese Frage bestimmen und welche Funktionen die verschiedenen Einstellungen und Überzeugungen haben.

## A 24

Die unter A 24 zusammengestellten Materialien thematisieren einen speziellen Aspekt der Auseinandersetzung mit der Frage nach einer wie auch immer gearteten Existenz nach dem Tod, die so genannten „Near Death Experiences". Aufgrund der Sterbeerfahrungen von Menschen, die bereits einmal klinisch tot waren, dann aber wiederbelebt werden konnten, hofft man Aufschluss über den Zustand des Totseins zu gewinnen. Dabei ist allerdings zu berücksichtigen, dass es sich bei entsprechenden Schilderungen allenfalls um Sterbeerfahrungen der Betroffenen, nicht jedoch um Todeserfahrungen handelt. Die in den Berichten immer wieder auftauchenden Themen und Motive können insbesondere auch auf kulturelle, religiöse und/oder soziale Einflüsse zurückgehen.

**M 1:** Bitte lesen Sie den kurzen Text und beantworten Sie die folgenden Fragen:
*Arbeitsanweisungen:*
1. Was versteht man unter todesnahen Erfahrungen?
2. Welche Themen oder Inhalte sind typisch für todesnahe Erfahrungen?
3. Handelt es sich bei entsprechenden Erfahrungen um Todeserfahrungen? Bitte begründen Sie Ihre Auffassung?
4. Schenken Sie entsprechenden Berichten Glauben, oder auf welche anderen Ursachen führen Sie das Zustandekommen entsprechender Eindrücke zurück?
5. Wie könnten entsprechende Erfahrungen die Einstellungen der Betroffenen zu Tod und Leben beeinflussen?

**M 2:**
*Arbeitsanweisungen:*
Bitte lesen Sie den unter M 1 angeführten Text sowie den vorliegenden Erfahrungsbericht und bearbeiten Sie die folgenden Fragen und Aufgabenstellungen:
1. Bitte beschreiben Sie Frau F.L.'s Erlebnisse und Erfahrungen mit Ihren eigenen Worten.
2. Welcher der im Text über todesnahe Erfahrungen (M1) angeführten Aspekte wird durch die vorliegende Beschreibung veranschaulicht?
3. Wie beurteilen Sie diese Beschreibung? Welche Assoziationen und Gedanken löst der Text bei Ihnen aus, erscheint Ihnen die Beschreibung glaubhaft etc.?
4. Welche Auswirkungen könnte eine solche Erfahrung auf die Einstellung zum Sterben bzw. zum Tod haben? Könnte sie auch die Einstellung zum Leben beeinflussen?

**M 3:**
*Arbeitsanweisungen:*
Bitte lesen Sie den unter M 1 angeführten Text sowie den vorliegenden Erfahrungsbericht und bearbeiten Sie die folgenden Fragen und Aufgabenstellungen:
1. Bitte geben Sie die beschriebenen Erlebnisse und Erfahrungen mit Ihren eigenen Worten wieder.
2. Welcher der im Text über todesnahe Erfahrungen (M1) angeführten Aspekte wird durch die vorliegende Beschreibung veranschaulicht?
3. Wie beurteilen Sie diese Beschreibung? Welche Assoziationen und Gedanken löst der Text bei Ihnen aus, erscheint Ihnen die Beschreibung glaubhaft?
4. Welche Auswirkungen könnte eine solche Erfahrung auf die Einstellung zum Sterben bzw. zum Tod haben? Könnte sie auch die Einstellung zum Leben beeinflussen?

## A 25

**M 1:** In seinem philosophischen Lehrgedicht: „De rerum natura" („Die Natur der Dinge") vertritt der römische Dichter Lukrez - Titus Lucretius Carus (ca. 97 - 55 v. Chr.) - eine materialistisch-mechanistische Naturphilosophie, der zufolge die mythischen Vorstellungen der Menschen von ihr Leben bestimmenden, strafenden oder belohnenden Göttern sowie von einem Leben nach dem Tod nicht zutreffend und irrig sind.
*Arbeitsanweisungen:*
Bitte lesen Sie den vorliegenden Text und beantworten Sie die folgenden Fragen:
1. Welche Auffassung vertritt Lukrez im Hinblick auf das ‚Schicksal' der Seele nach dem Tod?
2. Wie begründet er seine Annahmen?
3. Überzeugt Sie seine Argumentation oder können Sie Gegenargumente anführen?

**M 2:** Das Gedicht „was kommt nach dem tod?" entstammt der Gedichtsammlung „Leichenreden" des Berner Pfarrers und Schriftstellers Kurt Marti, der sich mit dem 1969 erschienenen Band gegen die gesellschaftliche Heuchelei im Umgang mit dem Tod wendet. In dem vorliegenden Gedicht greift Marti die Frage, was nach dem Tod folgt, auf, ohne jedoch die eigentlich erwartete Antwort bzgl. eines Lebens nach dem Tod zu geben.
*Arbeitsanweisungen:*
Bitte lesen Sie Kurt Martis Gedicht: „was kommt nach dem tod?" und beantworten Sie die folgenden Fragen:
1. Welche Antworten liefert Kurt Marti auf die Frage, was nach dem Tod kommt?
2. Worauf bezieht sich die Frage: „was kommt nach dem tod?" Was will der Fragesteller/die Fragestellerin eigentlich wissen?
3. Kurt Martis Antworten sind sehr diesseitsbezogen, darüber hinaus eher nüchtern und geschäftsmäßig. Welche anderen diesseitsbezogenen Antworten fallen Ihnen ein?
4. Bitte interpretieren Sie den Schluss des Gedichtes? Warum läßt Kurt Marti die letzte Frage: „was kommt nach dem tod?" unbeantwortet?

**M 3:**
*Arbeitsanweisungen:*
Bitte betrachten Sie die Abbildungen „Tod – Begräbnis – Grab" und beantworten Sie die folgenden Fragen:
1. In welchem Zusammenhang stehen die Abbildungen zur Thematik: „Ist der Tod das absolute Ende des Lebens?" ?
2. Welche Antworten auf diese Frage werden durch die Abbildungen nahe gelegt? Bitte begründen Sie Ihre Stellungnahmen.
3. Welche Überzeugungen oder Hoffnungen haben Sie in Bezug auf diese Frage?
4. Welche Funktionen bzw. Konsequenzen sind mit den verschiedenen Auffassungen verbunden?

## A 26

**M 1:** Der Schriftsteller Adalbert Stifter (1805 in Oberplan, Südböhmen geboren) gilt als größter österreichischer Erzähler. Sein ethisches und ästhetisches Programm war die Verwirklichung der Vernunft und der Würde des Menschen. Adalbert Stifter beging 1868 Suizid.

*Arbeitsanweisungen:*
Bitte lesen Sie den vorliegenden Text und beantworten Sie die folgenden Fragen:
1. Warum ist es für den Menschen so schwierig, sich die Existenz nach dem Tod vorzustellen?
2. Welche Aussagen trifft Adalbert Stifter in Bezug auf die Möglichkeit eines Lebens nach dem Tod?
3. Wie begründet Stifter seine Überzeugungen?

**M 2:** Marie-Luise Kaschnitz (1901 in Karlsruhe geboren, 1974 in Rom gestorben) ist eine der bedeutendsten deutschen Schriftstellerinnen. Ihre christlich-humanistisch geprägte Arbeit umfasst neben Essays, Erzählungen und Romanen auch Gedichte. Das vorliegende Gedicht beschreibt ihre Vorstellungen und Hoffnungen bzgl. eines Lebens nach dem Tod.
*Arbeitsanweisungen:*
Bitte lesen Sie das Gedicht und beantworten Sie die folgenden Fragen:
1. Marie-Luise Kaschnitz glaubt an ein Leben nach dem Tod. Hat sie konkrete Vorstellungen, wie das Leben nach dem Tod aussehen sollte? Wie, d.h. auf welche Weise versucht sie, eine Antwort auf diese Frage zu geben?
2. Bitte beschreiben Sie mit Ihren eigenen Worten, welche Vorstellungen bzw. Hoffnungen Marie-Luise Kaschnitz bzgl. des Lebens nach dem Tod äußert.
3. Wie stellen Sie sich ein Leben nach dem Tod vor? Versuchen Sie, Ihre Hoffnungen und Wünsche, aber auch Befürchtungen in Form einer Collage zum Ausdruck zu bringen. Bilden Sie dazu kleine Gruppen mit jeweils 4 - 5 Schülerinnen und Schülern. Bitte hängen Sie die fertigen Collagen nach Abschluss der Gruppenarbeit an eine Wand und erläutern Sie einander, was Sie darstellen wollten.
4. Sammeln Sie die verschiedenen Vorstellungen, positive und negative, und überlegen Sie, wodurch diese geprägt sind, welchen Ursprung sie haben könnten (kulturelle, religiöse, individuelle Einflussfaktoren) und welche Funktion sie in unserem Leben haben.

## A 27

Die unter A 27 angeführten Materialien geben einen Überblick über die unterschiedlichen Jenseitsvorstellungen der großen Religionen. Während über den Tod im Buddhismus, Hinduismus, Islam und Judentum jeweils nur kurze, einführende Informationstexte dargeboten werden, bilden die christlichen Jenseitsvorstellungen mit einem einführenden und zwei vertiefenden Texten den Schwerpunkt des Kapitels.
Die Texte können – je nach Unterrichtsintention – unabhängig voneinander eingesetzt werden; empfehlenswert erscheinen jedoch auch unterschiedliche Textkombinationen: Der Vergleich der Jenseitsvorstellungen der verschiedenen Religionen setzt eine Bearbeitung der Materialien M 1 - M 5 voraus, die Materialien M 5 - M 7 erlauben eine weitergehende Auseinandersetzung mit den christlichen Auferstehungs- und Jenseitshoffnungen.

**M 1 – M 5:** Um einen Überblick über die verschiedenen Vorstellungen der großen Religionen über den Tod zu gewinnen, sollten die Schülerinnen und Schüler die angeführten Texte bearbeiten; alternativ bietet sich die Vergabe von Kurzreferaten (auch Gruppenarbeit) an, in denen die wesentlichen Aussagen einer Position vorgestellt werden.
*Arbeitsanweisungen:*
Bitte lesen Sie die vorliegenden Texte und beantworten Sie die folgenden Fragen:
1. Welche Vorstellungen herrschen in den verschiedenen Religionen in Bezug auf den Tod bzw. das Jenseits vor?
2. Bitte arbeiten Sie die Unterschiede und Gemeinsamkeiten dieser Vorstellungen heraus.
3. In welchem Zusammenhang steht dabei das Leben vor und das Leben nach dem Tod?
4. Welche Funktionen haben die verschiedenen Jenseitsvorstellungen. Bitte überlegen Sie, in welcher Weise entsprechende Überzeugungen die Einstellungen zum Tod und zum Leben beeinflussen.

**M 5 – M 7:** Der Text M 5 informiert zunächst in allgemeiner Form über die Jenseitsvorstellungen im Christentum. Die Texte M 6 und M 7 dienen der Vertiefung einzelner Aspekte und sollten von daher nach M 5 bearbeitet werden.

**M 5:**
*Arbeitsanweisungen:*
1. Welche Vorstellungen vermittelt der christliche Glaube in Bezug auf den Tod bzw. das Jenseits?
2. In welchem Zusammenhang steht dabei das Leben vor und das Leben nach dem Tod?
3. Welche Funktionen haben die Vorstellungen von Himmel, Fegefeuer und Hölle?
4. Viele der im Text genannten Vorstellungen sind den modernen Menschen fremd geworden. Warum?
5. Der Text schließt mit der Frage, wie das, was mit den alten Bildern gemeint ist, in aktuelle Bilder unseres heutigen Verständnisses übertragen werden kann.

**M 6:**
*Arbeitsanweisungen:*
Bitte lesen Sie den vorliegenden Text und beantworten Sie die folgenden Fragen:
1. Auf welche Weise werden Himmel und Hölle in dem vorliegenden Text beschrieben?
2. Was bringen die angeführten Bilder und Gleichnisse zum Ausdruck?
3. Sind die Liebe Gottes und das Vorhandensein einer Hölle miteinander zu vereinbaren oder widersprechen sie einander?
4. Was ist damit gemeint, wenn es heißt, die Hölle in der Bibel sei nicht Beschreibung einer Wirklichkeit, sondern eine ernste Mahnung. Interpretieren Sie in diesem Zusammenhang die Feststellung, dass Gott den Menschen in seiner Freiheit ernst nimmt.
5. Inwiefern könnten sich die christlichen Glaubensvorstellungen als positiv oder negativ bei der Gestaltung des Lebens erweisen? Bitte erläutern Sie Ihre Auffassung.

**M 7:**
*Arbeitsanweisungen:*
Bitte lesen Sie den kurzen Text und beantworten Sie die folgenden Fragen:
1. Wie wird Gott in dem Text beschrieben?
2. Inwieweit wird die Vorstellung einer Hölle in dem vorliegenden Text in Frage gestellt?
3. Wie wird der Himmel umschrieben?

## A 28

**M 1:** Marie-Luise Kaschnitz (1901 in Karlsruhe geboren, 1974 in Rom gestorben) ist eine der bedeutendsten deutschen Schriftstellerinnen. Ihre christlich-humanistisch geprägte Arbeit umfasst neben Essays, Erzählungen und Romanen auch Gedichte. In dem vorliegenden Gedicht liefert Frau Kaschnitz eine Begründung für den Glauben an die Auferstehung und ein Leben nach dem Tod.

*Arbeitsanweisungen:*
Bitte lesen Sie das Gedicht von Marie-Luise Kaschnitz und beantworten Sie die folgenden Fragen:
1. Welche Begründung gibt Marie-Luise Kaschnitz für den Glauben an die Auferstehung und ein Leben nach dem Tod?
2. Inwiefern bedarf es des Mutes, nicht an ein Leben nach dem Tod zu glauben?

**M 2:** Der Schriftsteller Bertolt Brecht (1898 in Augsburg geboren, 1956 in Berlin gestorben) gehört zu den einflussreichsten Autoren des 20. Jahrhunderts. Bestimmend für sein Leben und Schaffen war die allmähliche Hinwendung zum Marxismus. Soziale Gerechtigkeit und das Glücksverlangen des Einzelnen sind die Grundthematiken, um die Bertolt Brecht kreist.
*Arbeitsanweisungen:*
Bitte lesen Sie das vorliegende Gedicht und beantworten Sie die folgenden Fragen:
1. Wovor warnt Bertolt Brecht in dem Gedicht? Auf welche Verführung, Vertröstung und welchen Betrug spielt er an?
2. Wozu ruft Brecht in seinem Gedicht statt dessen auf?
3. An wen ist die Warnung gerichtet und wer könnten die ‚Verführer' sein, vor denen Brecht warnt?
4. Wie begründet Bertolt Brecht seine Auffassung bzw. seine Aufforderung, sich nicht auf ein Leben nach dem Tod vertrösten zu lassen?

**M 3:** Bei dem vorliegenden Text handelt es sich um die Aussage einer Witwe, 20 Jahre nach dem Tod ihres Mannes.
*Arbeitsanweisungen:*
Bitte lesen Sie die kurze Textpassage und beantworten Sie die folgenden Fragen:
1. Welche Bedeutung hat die Verheißung eines Lebens nach dem Tod für die Witwe?
2. Warum kann der Gedanke an ein Leben nach dem Tod die Witwe nicht trösten?
3. Inwiefern könnte es für die Witwe hilfreich sein, wenn sie an ein Leben nach dem Tod glauben könnte? Welche positive Funktion kann ein solcher Glauben haben?
4. Bitte zeigen Sie den Zusammenhang der vorliegenden Stellungnahme zur Thematik des Arbeitsblattes „Kritik an den (christlichen) Jenseitsversprechungen" auf.
5. Welche negativen Konsequenzen könnten mit dem Glauben an ein Leben nach dem Tod verbunden sein?

**M 4:** Der sowjetrussische Politiker und Revolutionär Wladimir Iljitsch Lenin (1870 in Uljnowsk geboren, 1924 in Gorki bei Moskau gestorben) gilt als zentrale Leitfigur der russischen Revolution. Ziel seiner auf dem Marxismus fußenden Lehre war es, die Unterdrückung und Ausbeutung des Proletariats im Zarismus zu beenden und den Sozialismus als Staatsform zu installieren.
*Arbeitsanweisungen:*
Bitte lesen Sie den vorliegenden Text und geben Sie dessen Aussage mit Ihren eigenen Worten wieder.
Beantworten Sie darüber hinaus die folgenden Fragen:
1. Welche Rolle schreibt Lenin der Kirche im Kapitalismus zu? Was lehrt sie die Ausgebeuteten, was die Ausbeuter?
2. Inwiefern trägt die Kirche zur Stabilisierung der gesellschaftlichen Machtverhältnisse bei?
3. Was bedeutet die Aussage: „Religion ist Opium fürs Volk"?
4. Welche Einstellung hat Lenin der Kirche bzw. ihren Jenseitsversprechungen gegenüber? Warum?

## A 29

Die Angst der Menschen vor Tod und Sterben gründet oftmals auf der Vorstellung, nach dem Tod vergessen zu werden. Vor diesem Hintergrund erscheint es nachvollziehbar, dass von dem Gedanken, in der Erinnerung von Angehörigen und Freunden weiterzuleben und/oder aufgrund besonderer Leistungen und Werke in die Geschichte einzugehen und auf diese Weise Unsterblichkeit zu erlangen, für viele Menschen eine tröstliche und angstreduzierende Wirkung ausgeht.

**M 1:** Der Schriftsteller Erich Fried (1921 in Wien geboren, 1988 in London gestorben) wurde insbesondere durch seine zeit- und sozialkritische Lyrik, in der er sich insbesondere politischen sowie allgemein gesellschaftlichen Themen zuwendet, bekannt.
*Arbeitsanweisungen:*
Bitte lesen Sie das Gedicht: „Vielleicht" und beantworten Sie die folgenden Fragen:
1. Erich Fried bekennt in dem vorliegenden Gedicht, warum er als Schriftsteller tätig ist und Gedichte verfasst. Welchen Grund gibt er an?
2. Erich Fried hofft, die Gedichte würden nach seinem Tod etwas von dem bewahren, was er ist. Was meint er damit?
3. Wieso könnte es für Erich Fried, aber auch für andere Menschen wichtig und tröstlich sein, „etwas" über den Tod hinaus zu hinterlassen.

**M 2:** Auf den chinesischen Weisen und Philosophen Lao-Tse (um 300 v. Chr.) gehen zahlreiche Weisheiten und Sinnsprüche zurück. Diese zielen, wie Lao-tses Hauptwerk, das „Taote-king" (Vom Weg und seiner Kraft), darauf ab, den Menschen den rechten Weg zur Selbstbesinnung und Versenkung aufzuzeigen und ihnen dazu zu verhelfen, in Einklang mit sich und der Natur zu leben.
*Arbeitsanweisungen:*
Bitte lesen Sie den Sinnspruch Lao-Tses und beantworten Sie die folgenden Fragen:
1. Was versteht Lao-Tse unter Unsterblichkeit und welche Unterscheidung trifft er zwischen Unsterblichkeit und Ewigkeit?
2. Kann ein Mensch Unsterblichkeit erlangen? Bitte begründen Sie Ihre Stellungnahme.
3. Nach Lao-Tse scheint Unsterblichkeit Umsicht, Einsicht, Können, Macht, Stärke und Kraft vorauszusetzen. Bitte erläutern Sie diese These und nehmen Sie kritisch dazu Stellung.
4. Inwiefern könnte man alternativ dazu behaupten, die Liebe sei eine Voraussetzung für Unsterblichkeit. Bitte erläutern Sie diese These und nehmen Sie kritisch dazu Stellung.

**M 3:** Im Rahmen einer groß angelegten Interviewstudie wurden 530 Schülerinnen und Schüler verschiedener Schultypen im Alter von 15 bis 20 Jahren befragt, was sie tun würden, wenn sie nur noch einen Tag zu leben hätten, was sie in der ihnen verbleibenden Zeit (noch unbedingt) tun wollten.
Auf der Grundlage der Antworten konnte neben anderen Kategorien wie „Den letzten Tag genießen", „Versöhnung mit Gott und/oder Menschen", „Destruktives Verhalten", „Bestattungsvorbereitungen treffen" etc. auch eine Antwortklasse („Gute Taten vollbringen") gebildet werden, die solche Aussagen beinhaltet, nach denen es den Jugendlichen wichtig erscheint, nicht in Vergessenheit zu geraten, sondern aufgrund besonderer Leistungen und/oder guter Werke in der Erinnerung der Menschen weiterzuleben.

*Arbeitsanweisungen:*
1. Was würden Sie (unbedingt) tun (wollen), wenn Sie nur noch einen Tag zu leben hätten, wie würden Sie die Ihnen verbleibende Zeit nutzen wollen?
2. Viele Menschen antworten auf diese Frage, eine gute, gemeinnützige Tat zum Wohle anderer Menschen tun zu wollen oder ein besonderes Werk/eine besondere Leistung hervorbringen zu wollen. Was könnten die Motive für diese Wünsche sein?
3. Bitte lesen Sie die unter M 3 angeführten Schüleraussagen, welche Begründungen geben die Jugendlichen für ihr geplantes Verhalten?
4. Martin Luther hat geäußert, in einer solchen bzw. ähnlichen Situation ein Apfelbäumchen pflanzen zu wollen. Warum - was wollte Martin Luther damit zum Ausdruck bringen?

**M 4:** Der Philosoph Karl Jaspers (1883 in Oldenburg geboren, 1969 in Basel gestorben) ist einer der führenden Vertreter des Existenzialismus, einer philosophischen Richtung, die die menschliche Existenz in den Mittelpunkt der Aufmerksamkeit rückt und darauf alle weiteren Fragen nach Sein und Sinn in der Welt bezieht.
*Arbeitsanweisungen:*
Bitte lesen Sie den Text und beantworten Sie die folgenden Fragen:
1. Worauf führt Karl Jaspers die Angst vor dem Tod zurück?
2. Viele Menschen versuchen ihre Angst vor dem Tod zu bewältigen, indem sie sich darum bemühen, unvergängliche Werke hervorzubringen und Ruhm zu erlangen. Inwiefern könnte das tröstend wirken?
3. Wie beurteilt Karl Jaspers entsprechende Versuche der Angstbewältigung und warum?
4. Wie beurteilen Sie Karl Jaspers' Position, wäre es für Sie wichtig oder hilfreich zu wissen, dass Sie in der Erinnerung anderer fortleben? Bitte begründen Sie Ihren Standpunkt.

## A 30

Ein Schüler des Konfuzius befragte seinen Meister, ob es ein Leben nach dem Tod gebe. Konfuzius antwortete darauf: „Wie magst du dir Sorgen machen wegen des Lebens nach dem Tod, da du ja das Leben vor dem Tode gar nicht kennst".
Mit dieser Aussage rückt Konfuzius das Leben vor dem Tod in den Mittelpunkt des Interesses, denn nur so haben wir die Chance, unser Leben sinnvoll einzusetzen und zu meistern.

**M 1:** Das Gedicht des Russen Jewgenij Jewtuschenko macht deutlich, dass mit dem Tod eines Menschen auch dessen persönliche Welt, seine einzigartigen, unverwechselbaren Erlebnisse und Erfahrungen ausgelöscht werden. Damit kennzeichnet Jewtuschenko den Tod als etwas Zerstörerisches und Grauenhaftes, gleichzeitig verdeutlicht er jedoch die Notwendigkeit, sich dem Leben vor dem Tod zuzuwenden und dieses ins Zentrum der Aufmerksamkeit zu rücken.
*Arbeitsanweisungen:*
Bitte lesen Sie das Gedicht von Jewgenij Jewtuschenko und beantworten Sie folgende Fragen:
1. Was versteht Jewtuschenko unter den „geheimen Welten, die nicht wieder entstehen"?
2. Bitte interpretieren Sie, in welchem Zusammenhang das Gedicht zu der Feststellung „Es gibt ein Leben vor dem Tod" steht.
3. Was bedeutet Tod bzw. Sterben für Jewtuschenko? Inwiefern könnte man sagen, dass jeder Mensch seinen eigenen einzigartigen Tod stirbt?
4. Die Frage „was kommt nach dem Tod" scheint für Jewtuschenko bedeutungslos. Welche Frage/n würde er statt dessen stellen?

**M 2:** Das Gedicht „ihr fragt" entstammt der Gedichtsammlung „Leichenreden" des Berner Pfarrers und Schriftstellers Kurt Marti. Mit dem 1969 erschienenen Band wendet sich Marti gegen die gesellschaftliche Heuchelei im Umgang mit dem Tod. Das Gedicht richtet sich gegen die Vertröstungen auf eine Auferstehung und ein Leben nach dem Tod, angesichts derer das Leben vielfach versäumt wird.
*Arbeitsanweisungen:*
Bitte lesen Sie das Gedicht und beantworten Sie die folgenden Fragen:
1. Die Möglichkeit einer Auferstehung der Toten beschäftigt viele Menschen. Welche Fragen sind für sie in diesem Zusammenhang von Bedeutung und welche Antworten hält Marti darauf bereit?
2. Wie beurteilt Marti die gestellten Fragen und warum?
3. Was meint Marti mit der „auferstehung heute und jetzt"?
4. Wieso erscheint Marti die Frage nach der Auferstehung derer, die leben, bedeutsamer?

**M 3:** Märchen (abgeleitet vom althochdeutschen ‚maren', was so viel heißt wie „verkünden", „rühmen") sind kürzere Prosaerzählungen mit meist wunderbar-fantastischem Inhalt, die, obwohl ihnen ein realer zeitlich-räumlicher Bezug fehlt, aus dem Geist der gedachten Welt des Märchens glaubwürdig erscheinen und häufig didaktische bzw. pädagogische Funktionen haben.
*Arbeitsanweisungen:*
1. Bitte lesen Sie das Märchen und fassen Sie es mit Ihren eigenen Worten zusammen.
   Beantworten Sie darüber hinaus die folgenden Fragen:
2. Bitte interpretieren Sie den ‚Sinn' des Märchens; welchen Zusammenhang sehen Sie zwischen dem Märchen und der Aussage: „Es gibt ein Leben vor dem Tod"?
3. Bitte beschreiben Sie die Einstellungen des Holzhackers zum Leben und zum Tod .
4. Könnte der Holzhacker ein Vorbild für Sie sein? Wenn ja, inwiefern? Wenn nein, warum nicht? Bitte begründen Sie Ihre Position.